Medicina China y Virus

Juan Pablo Moltó Ripoll

Virus
Y
Medicina China

Prof. Juan Pablo Moltó Ripoll.

Editorial PNA
2021

Juan Pablo Moltó Ripoll

Datos de autor:
1 edición 2021
© derechos de edición y autor reservados.
Juan Pablo Moltó Ripoll. 21663675K
www. psiconeuroacupuntura. com
www. acupunturacientifica. com
www. cienciasdelaacupuntura. com
© **Juan Pablo Moltó Ripoll**
Diseño de edición equipo de PNA.
ISBN: 9798592613753 **Sello:** Independently published

Cualquier forma de reproducción, distribución, comunicación pública o transformada de esta obra sólo puede ser realizada con la autorización de su titular. Comuníquese con el titular wapp +34 607861099

Quiero agradecer en el trabajo de esta obra la corrección y supervisión del Dr. Gustavo Cointry, quien gustosamente ha corregido y aumentado datos aquí expuestos. Capítulo 9.

Juan Pablo Moltó Ripoll

Y así termina el libro: **Virus y Pandemias,**
de Ignacio López-Goñi
Ojalá apostemos por el concomiendo, y la colaboración. La ciencia es un bien humano que debe de ser independiente de cualquier ideología y debe de estar siempre al servicio de la humanidad.

Dos palabras que debo señalar: colaboración e independencia. La Medicina China puede colaborar en esta situación. Y la política no debería contaminar un derecho de la humanidad con su ideología.

En otro libro: **Coronavirus.** De los autores José Alcamí Pertejo y Eduardo López-Collazo se señala que:
*En las propagaciones de las pandemias hay muchos factores, señalando los <<**Mecanismos de ignición epidémica**>> siendo las decisiones humanas erróneas las que resultan catastróficas y disparan el número de casos.*

Nuestros políticos han rechazado de lleno medidas como las propuestas por la acupuntura, siendo esto de algún modo un mecanismo de ignición, pues como sabemos, la acupuntura puede ayudar a mejorar
la inmunidad y así la supervivencia de los pacientes y futuros pacientes con COVID-19.

Juan Pablo Moltó Ripoll

Introducción 15

CAPÍTULO 1. LOS MICROBIOS Y LA MEDICINA CHINA — 19

Cuando se descubre la existencia de los virus. — 20
   Los virus no son células — 23
   La célula confirma el taoísmo y la inmortalidad — 24
   Tipos de células — 25

Los virus — 26
   Clasificación — 28
   Patogenicidad — 28

CAPÍTULO 2. EL HÙN — 31

Los virus pueden ser el motor de la evolución — 31
   Los retrovirus — 33

¿De dónde proviene ese Jing/YuanQi externo llamado virus? — 35
   Los cinco aspectos evolutivos en MTC — 36
   El Hùn — 38
   El Po. — 39
   La Tradición lo llamo Hùn, la ciencia moderna virus — 40
   Cinco hipótesis acerca del origen de los virus — 41

Las tres manifestaciones del Hùn. — 43
   Hùn ARN y los viroides — 45
   Hùn ADN — 48
   Hùn gigante, megavirales — 48

CAPÍTULO 3. LAS VACUNAS, LOS VIRUS Y LA MEDICINA CHINA — 51

La vacunación fue un resultado de la tradición china sobre la prevención de las enfermedades. — 52

Los virus pueden ser factores que causen muchos más efectos secundarios de los que pensamos — 57
   Cáncer y virus. — 57

Las pandemias actuales y las pasadas. LiQi históricos. — 58

CAPÍTULO 4. NOCIONES BÁSICAS DE INMUNOLOGÍA Y SU ACCIÓN SOBRE LOS VIRUS   61

El Sistema inmunológico y sus órganos   61
    Circulación linfática y San Jiao.   62

Paquete neurolinfaticovascular.   64

Antígeno y anticuerpo   64

Tipos de respuesta inmune   66

Sistema Inmune Natural   67
    Natural Killer NK   71
    La reacción natural   75
    Macrófagos primera reacción y acupuntura   75
    Sistemas químicos   77
    Conclusión   78

Respuesta inmune adquirida   80
    Células presentadoras de antígenos.   80
    Movimiento agua y linfocitos B   83

CAPÍTULO. 5 COVID-19   93

¿Qué es la COVID-19?   93

Presentando los siguientes síntomas: 93

Tormenta de citoquinas   95

Como se diagnostica la infección por SARS-CoV-2   98
    Cuadros clínicos de empeoramiento de los síntomas.   100

Podríamos entender la actuación sobre el COVID-19 desde 4 puntos: 101

CAPÍTULO 6. PREVENCIÓN DE LA INFECCIÓN POR MICROBIOS.   103

CAPÍTULO 7. TRATAMIENTO DE LA INFECCIÓN ENFERMEDAD COV-19   105

Calor toxico en sangre, sepsis viral.   110
    Calor Tóxico en la Sangre: LIAN XUE JIE DU   110

CAPÍTULO 8. TRATAMIENTO DE LOS PACIENTES CONVALECIENTES DE LA COV-19 — 113

Aplicación de acupuntura y moxibustión durante la etapa de convalecencia — 113
Debilidad del Qi del pulmón y bazo: — 114
Para pacientes con síntomas claros en bazo y estómago, como indigestión y diarrea: — 114
Deficiencia de Qi y Yin: — 114
Deficiencia en pulmón y bazo: — 115

Intervención domiciliaria con acupuntura y moxibustión bajo supervisión médica — 115
Terapia de moxibustión: — 116
Masaje de meridianos: — 116
Ejercicios tradicionales: — 116
Baño de pies: — 117

CAPÍTULO 9. BIOPÉPTIDOS NATURALES Y SU APORTE AL TRATAMIENTO DE ENFERMEDADES INFECCIOSAS — 119

¿Qué son los biopéptidos naturales y de dónde provienen? — 119

Biopéptidos de timo como inmunomoduladores — 120

Biopéptidos de pulmón y su combinación con biopéptidos de timo para infecciones respiratorias — 122

CAPÍTULO 10. CALOR LATENTE, LOS RETROVIRUS — 125

Ruptura de la tolerancia inmunológica por infección vírica. — 125

Calor latente. — 126
¿Los virus pueden generar el *calor latente*? — 127

CAPÍTULO 11. SÍNDROMES BI CLIMÁTICOS Y SU RELACIÓN CON LOS MICROORGANISMOS — 129

Factores climáticos. — 129
Factores climáticos internos. — 131

CAPÍTULO 12. LAS CUATRO CAPAS — 139

Cuatro capas. **139**
    La primera capa. Capa WEI. 140

CAPÍTULO 13. LIQI   145
    Peste Negra. 145
    SIDA (Síndrome de inmunodeficiencia adquirida). 146
    Viruela. 147
    Gripe Española. 147
    Cólera. 147
    Influenza A-H1N1. 148
    Dengue. 148
    Peste Bubónica. 148
    Poliomielitis. 149

Bibliografía   **151**

Medicina China y Virus

Juan Pablo Moltó Ripoll

Introducción

¿Qué puede decirnos la Medicina China sobre los virus? Gran pregunta que debe de ser contestada. Por lo general, cuando hablamos de medicina china al público profano, le suele venir a la cabeza el yinyang, los meridianos de acupuntura, e imágenes muchas veces asociadas a una terapia antigua, que ya poco nos puede decir en los tiempos que vivimos, y mucho menos sobre los virus. Peor nos lo ponen nuestros políticos (España). Es muy significativo que sean los partidos políticos que se autodenominan progresistas y que abogan más que nadie por la libertad, los que han demostrado ser más partidarios de prohibir la libre elección del tipo de medicina que el ciudadano pueda optar, y considerar a la Acupuntura una pseudoterapia, sin darse cuenta de que ese prejuicio puede hacer mucho daño a la sociedad. Como demostrare en este libro, la acupuntura científica puede y debe de ser una herramienta de intervención en las **patologías emergentes** actuales asociadas a microrganismos. Contamos con evidencia científica de cómo la acupuntura puede mejorar la respuesta inmune a nivel molecular, y cómo puede ser una herramienta de prevención, contención y mejora del paciente convaleciente, por ejemplo, en esta pandemia actual (Covid-19), como en cualquier otra venidera, que tenga usted por seguro llegará.

Los que piensan que la medicina china está anclada en el pasado no entienden la situación actual de la misma. Sin duda es una ciencia vieja, pero no antigua, pues esta tan actualiza como la medicina ortodoxa. El problema quizás es que muchas personas entienden intencionadamente o por ignorancia que su historia y su origen es muy diferente al nuestro. Desde tiempos inmemorables se fue labrando un cuerpo teórico que como la medicina más moderna ha ido usando metáforas para describir aquello que sus teóricos observaban, esas metáforas están preñadas de tecnicismos de épocas antiguas, buscaban similitudes con las fuerzas naturales, y construyeron una medicina **basada en la naturaleza**, centrada en la realidad natural. Es obvio que ellos no pudieron ver nunca un microorganismo como una bacteria, y mucho menos un virus, pero sí que crearon una teoría que hoy en día nos explica muy bien la realidad que observamos.

Según la medicina china, en el entorno existen unas energías climáticas que de algún modo nos atacan y nos hacen enfermar. A esas energías las llaman **"factores climáticos"** - algo hay ahí afuera que me ataca y me genera una enfermedad climática, un patrón Bi para ser más exacto. ¿¡¡Que cosas más extrañas, verdad!!? "La medina china está obsoleta" dirán los detractores de esta, sin saber que el término *influenza* se introdujo en Italia para describir las epidemias estacionales que se atribuían a la influencia que ejercían las estrellas y el frío e influían en que ciertas personas enfermaran, de ahí el término que más tarde los ingleses en el siglo XVIII adoptaron, siendo los que denominaron a esta influenza *"gripe"* (gripe o influenza es lo mismo, pues). En Medicina China a esa influenza la llamaron "síndromes climáticos" en relación con el clima, igual que los italianos, franceses e ingleses, solo que ellos fueron más lejos y clasificaron esta relación patógena no solo con el frío, sino con los famosos cinco climas: Calor, Humedad, Sequedad, Frio y Viento. La gripe esta generada por un virus, como vemos, por tanto, la virología está muy presente en la Medicina China.

Ahora bien, esos virus climáticos pueden causar muchas patologías que la medicina china bien describe, como patologías epidémicas (LiQi). Y para defendernos de ellas, la teoría tradicional nos señala que tenemos un sistema de defensa, en este caso el WeiQi. Es maravilloso entender que la tradición ya nos hablaba del sistema inmunológico, natural y adquirido, y cómo a través de estímulos físicos (puntos de acupuntura) podíamos influir sobre ellos, modificando el Chi y expulsando el clima patógeno. Hoy sabemos que ese clima está asociado a microorganismos, y ese estimulo del Chi está sindicado al sistema inmunológico. La acupuntura puede mejorar la respuesta de los macrófagos, el estímulo del interferón, la respuesta de células B y T, y ser muy específica en la lucha de las patologías víricas. Creo y sostengo que la medicina china debe estar en primera línea en la prevención, en la lucha ante la enfermedad infecciosa ya declarada y en la convalecencia de esta.

La Medicina China sin duda es la madre de la prevención. Los políticos deberían dejarnos hablar y defender nuestra ciencia, y no someternos

a la denigración por intereses obviamente creados por una industria que no deja ver los beneficios reales de la necesidad del ciudadano y de la humanidad en su conjunto.

Juan Pablo Moltó Ripoll

Capítulo 1. Los microbios y la Medicina China

Un microbio es aquello que no puedo ver con los ojos, es por ello por lo que nuestros ancestros nunca pudieron verlos in situ, pero sí que pudieron intuirlos, de esa intuición nace la microbiología ancestral. De un "algo" que hay ahí fuera "clima <-> microorganismos" que ataca a mi organismo, y este se defiende con una energía defensora "WeiQi <-> sistema inmune". Como podemos ver aquí se asientan las bases de la moderna microbiología.

Como señala Sun-Tzu. En el arte de la guerra:

<<*Si conoces bien al enemigo y te conoces a ti mismo, no tienes por qué temer el resultado de cien batallas.*

Si no conoces al enemigo ni te conoces a ti mismo, sucumbirás en cada batalla>>

Sin la menor duda, el "enemigo" son los microbios (virus, bacterias etc....) y el amigo es nuestro sistema inmune, o dicho de forma tradicional, enemigo son las fuerzas climáticas y el amigo nuestro **WeiQi.** La inmunología occidental coincide con la visión oriental, dado que las dos funciones principales del sistema inmune son la tolerancia, o sea que el organismo reconozca sus células como propias, y la reacción inmunológica, que es reconocer a cuerpos extraños (virus, bacterias, hongos, etc.) y atacarlos.

Los **microorganismos van desde los virus y priones** (fragmentos proteicos que pueden producir enfermedades como la conocida enfermedad de la "vaca loca"), los más diminutos, hasta los hongos y parásitos, causando las famosas enfermedades infecciosas que tanto han lastrado a la humanidad. En este libro nos centraremos en los primeros, los virus.

Deberemos de entender muy bien cómo se manifiestan estos climas en mi organismo, y como generan esos conflictos epidemiológicos asociados a los virus, que es de lo que trata este libro. Empecemos por los virus y luego detengámonos en cómo la medicina china los entiende.

Cuando se descubre la existencia de los virus.

Como hemos señalado, siempre se intuyeron, pero fue el Dr **Pasteur** (1960) quien propuso la **Teoría germinal de las enfermedades** (similar a la teoría china de los síndromes climáticos), según la cual toda enfermedad estaría generada y también se propagaría por alguna forma de **vida diminuta** que al entrar en el organismo se multiplicaría haciéndolo enfermar, y pudiendo pasar de un organismo a otro. Esta teoría hoy en día está mucho más desarrollada. Sabemos que aun estando en lo cierto en parte, no es menos importante el organismo, es decir, el estado bio-energético del huésped.

Como señalamos anteriormente Pasteur estudiaba la enfermedad mortal de la rabia. El mordisco de un animal rabioso, que es altamente contagioso. Por más que buscó, Pasteur no encontró ningún germen, llegando a la conclusión de que **estaba allí, pero debía ser demasiado pequeño** para los microscopios de la época (recuerden que un virus es una molécula muy diminuta).

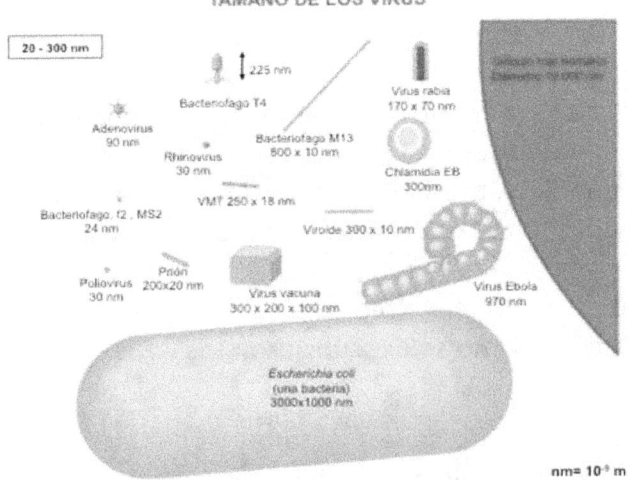

Comparación de tamaños de distintos virus en relación con un glóbulo rojo humano y una bacteria, la ESCHERICHIA COLI.
Fuente: http://www.diversidadmicrobiana.com/index.php?option=com_content&view=article&id=573&Itemid=579

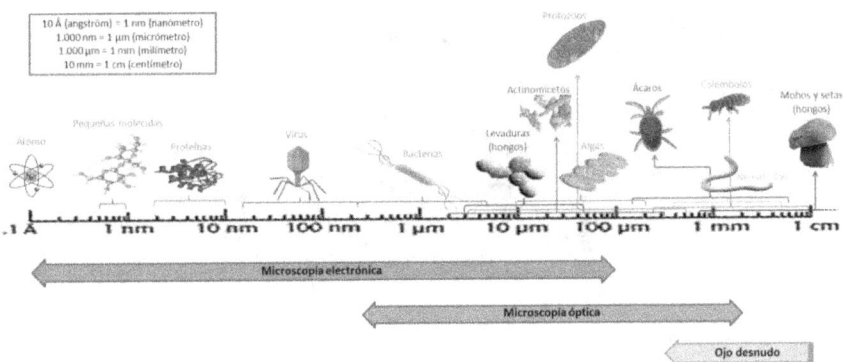

Fuente: https://agrologia.wordpress.com/2015/06/29/el-tamano-de-los-microorganismos/

Lo mismo sucedía con la enfermedad del mosaico del tabaco, llamado así por crear unas manchas determinadas en la planta, un dibujo en forma de mosaico en las hojas. En **1892 Dimitri Ivanovski, bacteriólogo ruso,** buscando el agente infeccioso trituró las hojas e inspeccionó el jugo, allí no halló nada, sin embargo, **este jugo seguía enfermando a las plantas.** Se le ocurrió transferir el líquido en plantas de tabaco sanas y estas enfermaron. Ivanovski pensó que el filtro debía estar defectuoso, **no concebía que pudiera haber modos de**

vida tan ínfimos en tamaño (las fotografías que puse anteriormente hoy desvelan el misterio, sin embargo, en esos tiempos no podían verlos). **A lo que, si se atrevió el botánico holandés, Martinus Beijerinck**, tras repetir el mismo experimento que Ivanovski en 1898, fue a señalar que debían existir partículas tan pequeñas que pudieran atravesar los filtros. Este botánico llamó al líquido patógeno **«virus filtrable»** tomando una palabra latina que significa **veneno**. Posteriormente se eliminó "filtrable" y se aplicó a las partículas patógenas. Y así fue como se **descubrieron los virus**.

Beijerinck calculó que serían como las moléculas de agua, concluyendo que todo filtro que dejará pasar el agua permitiría el paso de los virus.

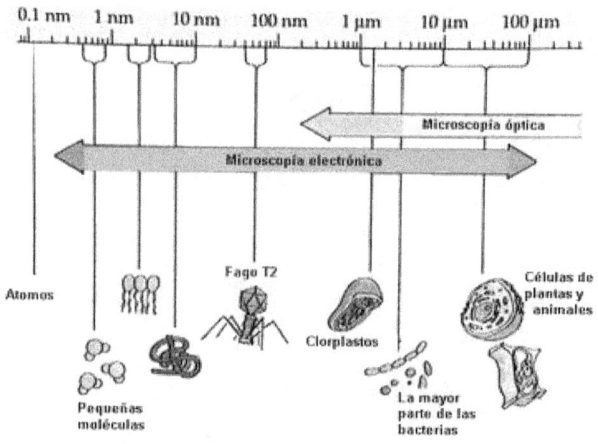

Hasta el reciente descubrimiento de los priones, se pensaba que eran las partículas más pequeñas que nos pueden atacar, mucho más pequeño que las bacterias y los hongos. Dentro de las energías exógenas serían las más pequeñas[1].

Los virus no son considerados células, debido a que carecen de muchos de los atributos de éstas. Por ejemplo, no contienen una maquinaria compleja que les permita multiplicarse; tampoco cuentan con un metabolismo propio, es decir, no presentan aquellas reacciones bioquímicas y procesos fisicoquímicos que les permitan obtener energía para crecer, mantener sus estructuras o responder a estímulos de manera individual**, es por este motivo que no se les considera organismos vivos**. Sin embargo, tienen **Jing-YuanQi**, o, mejor dicho: -son moléculas de Jing-YuanQi.

VIRUS = JING/YUANQI

Los virus no son células

Este punto es realmente importante para poder entender la virología desde un punto de vista oriental. Vamos a detenernos un momento en este apartado y estudiar la célula.

Pues si los virus atacan a las células, deberemos saber algo sobre ellas para poder así entender cómo nos atacan y cómo la medicina china entiende a la célula desde las deducciones modernas.

La Célula es descubierta por Hooke en el año 1665, en el corcho, ya que vio que estaba formado por unas especies de celditas que el llamo "células". Luego el 1670 Anton van Leeuwenhoek observo los glóbulos rojos, los espermatozoides, las bacterias, etc...., Chleiden (1938) señalo que las plantas estaban compuestas de células, Schwann (1939) lo extendió a los animales, siendo en el **1839** donde nace la **teoría celular, a**tribuida a estos autores Chleiden y Schuwann y luego en el 1855 Virchow la amplio y quedo definitivamente establecida la teoría celular:

Teoría celular.

- La célula es la unidad mínima de vida
- Todos los seres vivos están compuestos por células
- Cada célula procede de otra célula
- Las células son la unidad genética de los seres vivos

- Las reacciones químicas qué constituyen el metabolismo se produce en las células.

Es por ello por lo que todos los microorganismos son células, una bacteria por ejemplo es una célula, ahora ¿qué pasa con los virus?

Por lo general se sostiene que la célula es la unidad mínima de la vida, sin embargo, sólo como curiosidad, me gustaría nombra el "bion"[2] esta fue desarrollado en 1938. Según ciertas teorías, la vida **esta antes que la célula**, ya en los biones se encuentra la pulsación que define la vida (W.Reich). Sin embargo, según la teoría de la virología, el virus no pulsa, es una especie de piedra a la deriva que quiere encontrar un huésped, es decir, una célula para poder replicarse. Esta teoría y sus posteriores seguidores es muy interesante, no obstante, todavía se debe demostrar. Lo curioso de la misma es que encaja muy bien dentro del entendimiento propio de la medicina china y la vida como pulsación de los bioplasmas. **Los virus no pulsan.**

La célula confirma el taoísmo y la inmortalidad

Según el taoísmo, somos de algún modo inmortales, la vida transita de cuerpo en cuerpo, como un eterno fluir y latir, acompasado por las fluctuaciones del yinyang desde los mismos inicios del proceso de la vida. Según la teoría celular (1839), **toda célula proviene de otra célula.** Es verdad que, si lo vemos así, una célula da a otra célula, y la célula madre de algún modo morirá. Entonces la vida termina en esa muerte celular.

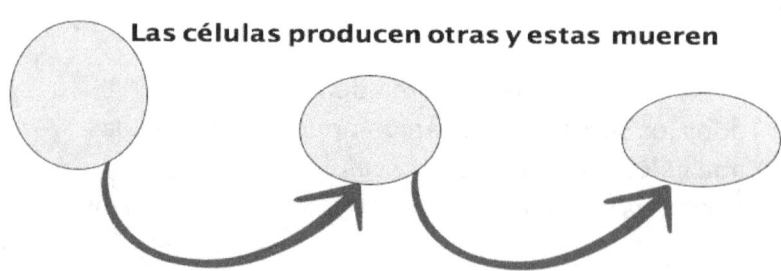

Las células producen otras y estas mueren

La célula muere, el organismo no

Sin embargo, la vida humana es una emergencia celular **configurando tejidos**: órganos, sistemas, y aparatos que configuran un organismo complejo. Desde el organismo es desde donde nace la inmortalidad, pues un organismo transita los siglos de la vida, manteniendo su organización en brotes de vida, siendo el más delicado la meiosis, preparatoria para el siguiente organismo en un vaivén de pulsaciones orgásmicas. Somos un organismo que pulsa al largo de los miles de siglos que nos configuran en este complejo proceso llamado vida, y que tan bien comprende el taoísmo. Sin la necesidad de un padre y una madre, pues sólo somos vínculos de la existencia, compitiendo en un entorno llamado naturaleza que nos creó y nos moldeo a través de la evolución sujeta a las leyes del YuanQi/Jing (genética) que nos trasmiten nuestros ancestros en ese hilo inmortal llamado Po y Hun. Quizás como veremos más adelante los virus son parte de ese proceso de evolución.

Los virus no son células, pero sin embargo tienen moléculas de YuanQi/Jing.

Jing = ADN
YuanQi = Expresión de este

Tipos de células

Procariotas

No poseen orgánulos ni núcleo y el ADN está disperso en el citoplasma. Este tipo de organización lo presentan las bacterias.

Juan Pablo Moltó Ripoll

Eucariotas

Son las células de las cuales estamos formados, y presentan tres grandes componentes que la definen como tal.

- Membrana plasmática que limita la célula.
- Citoplasma, que contiene los orgánulos celulares.
- Núcleo, que contiene el material genético.

Los virus

Los virus no cumplen la teoría celular y por lo tanto no son células. Sin embargo, **sí poseen información genética,** ya que están formados por una molécula de ácido nucleico, que puede ser ADN o RNA, donde se almacena la información responsable de la transmisión hereditaria – que en los virus se conoce como **genoma vírico**–; esto es lo único que les permite controlar su replicación y transferencia.

Como sabemos según la tradición china, nosotros heredamos de nuestros padres el Jing, es decir, la sustancia que se trasmite en el acto sexual. Ese Jing se almacena en el Mingmen, centro energético por excelencia donde se transfiere la energía fundamental, el YuanQi. El YuanQi sería la energía transmitida por nuestros ancestros. El ser humano espira cuando el YuanQi se agota. Es pues que podemos decir que podemos llamar:

Jing = a los genes, contenidos en los cromosomas (ADN)

YuanQi = a la información que en ellos se contiene, y que a través de la genética se transfiere a proteínas que crean al organismo y sus funciones.

Sabemos que nuestro Jing/YuanQi se transfiere a través del acto sexual y sus células correspondientes (gametos) espermatozoides en el varón y óvulo en la hembra. (En el reino animal existen otras formas).

Un virus está constituido por Jing/YuanQi

La estructura de los virus es muy diversa y varía en tamaño, forma y composición química. Si pensáramos en los virus como si fueran aquellos chocolates que contienen caramelo líquido en el centro, el ácido nucleico sería el caramelo líquido, el cual siempre se mantiene en el interior; el chocolate que lo recubre sería la proteína del virus que forma una pared para protegerlo.

A esta capa exterior se le conoce como **cápside proteica**, la cual además ayuda al virus a entrar en una célula, esta cápside está formada por subunidades llamadas capsómeros.

Al conjunto del ácido nucleico y la cápside se le denomina **nucleocápside**, y en algunos casos representa la totalidad del virus.

Sin embargo, existen virus que además de la cubierta proteica contienen una membrana (envoltorio) que, retomando la analogía con los chocolates, es como la envoltura de celofán que los hace más resistentes; un ejemplo son los virus de la gripe e influenza.

Es por ello por lo que tenemos virus desnudos o envueltos.

Fuente: https://www.airtecnics.com/es/tecnologia/wellisair-contra-virus-pruebas

Los virus no pueden verse al microscopio óptico, es por ello por lo que para tal fin se utiliza el electrónico. En anatomía patológica dentro de los estudios de biología molecular podemos deducir la existencia de virus por el efecto de este en la muestra, efecto citopático: cambios bioquímicos y moleculares, morfológicos y de viabilidad celular, visibles a microscopía óptica.

Los virus hoy en día se pueden ver con **microscopia electrónica.**

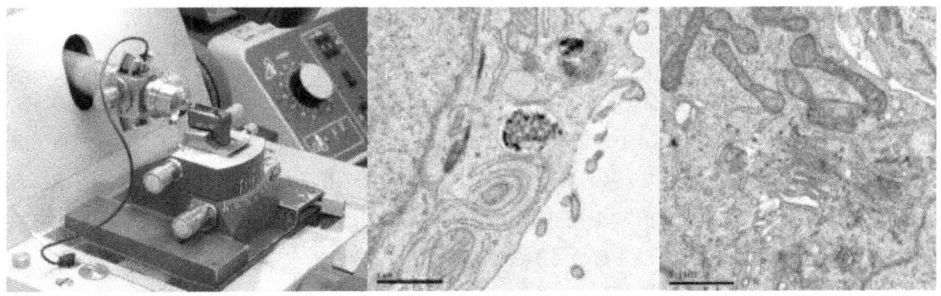

Clasificación

- Virus animales
- Virus vegetales
- Virus bacteriófagos

En función del ácido nucleico que contengan
- Virus de ADN
- Virus de RNA

Patogenicidad

Se manifiesta mediante un proceso conocido como **infección**. En la mayoría de los casos esta infección **provoca enfermedades**. En Medicina China **factores climáticos y calor tóxico en sangre** entre otros cuadros que describiremos en su momento. (ver capítulos 9 y 10).

Los virus pueden tener varios efectos sobre la célula infectada, ya sea que ocasionen una rápida destrucción de esta, o pueden no destruir a la célula y mantenerse por un largo tiempo produciendo más virus o generando retrasos en la aparición de síntomas de una enfermedad. **Este sería el famoso calor latente que después** explicaré.

Se adhieren a la célula huésped a través de receptores de membrana, y de este modo penetran en la misma. Algunos virus incorporan su material genético al de la célula, fabricándose de ese modo sus propias proteínas, posteriormente las lisan (rompiendo su membrana celular) para poder salir e infectar a otras células.

Por lo general algunos virus generan infecciones locales, tipo gripe, bronquitis, hepatitis, enteritis etc…. estos están vinculados a síndromes Bi generales. Otros pueden diseminarse por vía sanguínea produciendo viremia, siendo muy peligrosos, aquí estaríamos hablando de fuego en xue o calor tóxico en xue.

Los virus se encuentran en la naturaleza en dos estados: el primero es conocido como **fase extracelular**, la cual les permite transmitirse fácilmente de un huésped a otro; la otra es la **fase intracelular**, en la que los virus pueden multiplicarse.

De manera universal, la replicación de un virus significa que éste logra que la célula huésped produzca todos los componentes esenciales y necesarios para hacer más virus; posteriormente, los componentes son ensamblados de manera adecuada y los virus producidos escapan de la célula e infectan a otras más. Los virus presentan diferentes estrategias de replicación, tanto los virus con ADN como los que contienen RNA. Sin embargo, existen casos como los conocidos **retrovirus**, los cuales presentan mecanismos separados para replicarse con cada uno de los ácidos nucleicos (ADN y RNA); entre ellos, los más conocidos son los que causan enfermedades importantes, **como algunos tipos de cáncer**, la infección por virus del papiloma humano (VPH) y el síndrome de inmunodeficiencia adquirida (SIDA).

Una vez los virus infectan a la célula, generaran los siguientes efectos:

→ Muerte celular. La infección es letal y mata a la célula, efecto citopático.

→ Transformación celular. La célula se transforma y se hace tumoral.

→ Infección latente. El virus afecta a la célula y se queda de forma permanente en ella, agazapado. En Medicina China lo llamaríamos "calor latente".

Juan Pablo Moltó Ripoll

Capítulo 2. El Hùn

En medicina china hay conceptos muy metafóricos, de hecho, podrían ser interpretados desde muchos puntos de vista, y el aquí expuesto no intenta ser el exclusivo y determinante, solo intentamos comprenderlo desde un enfoque racional y deductivo ajustado a nuestros tiempos. Como hemos señalado, nuestros ancestros no pudieron observar parte de la naturaleza que hoy conocemos, de ese conocimiento es de donde surgen las deducciones teóricas expuestas a continuación.

Los virus pueden ser el motor de la evolución

Los virus también pueden proporcionar nuevas propiedades **importantes a las células hospederas**; por ejemplo, información genética específica para hacerlas **más resistentes**. La información genética contenida en un virus puede ser heredada cuando la célula hospedera se replica; cada una de las nuevas células recibe la información contenida en el genoma vírico.

La biología ya sabe que **los virus son uno de los principales catalizadores de la evolución de las especies. Están entre nosotros desde el mismo origen de la vida.** Sin duda, pues son moléculas de Jing/YuanQi libre que nos ayudan a evolucionar en algunos casos. Insertan su JING en el de las especies huéspedes provocando, en ocasiones **saltos evolutivos**. Parece que en el propio genoma del ser humano un 10% del material genético se corresponde con ADN procedente de virus que en algún momento nos infectaron.

La ciencia siempre ha estado al tanto del impacto que los patógenos virales han tenido sobre la evolución humana. Sabemos que rastros de ADN viral pueden encontrarse desperdigados por todo el genoma humano, pero, hasta ahora, los científicos no habían contado con las herramientas necesarias examinar su **influencia global** sobre variadas especies y genomas.

<<Cuando ocurre una pandemia o una epidemia en algún momento de la evolución, la población que es atacada por el virus se adapta o se extingue>>., David Enard, de la Universidad de Stanford.

Y, si nos adaptamos de algún modo evolucionamos.

<<Esta es la primera vez que se demuestra que los virus han tenido un **impacto tan fuerte en la adaptación**>>.

En nuestros trabajos definimos a los virus como fragmentos de Jing/YuanQi a la deriva, ¿de dónde vienen?, de eso tratara el siguiente punto.

Uno de los datos más sorprendentes según los investigadores es que **30% de todas las adaptaciones proteínicas** sucedidas desde que los humanos se separaron de los chimpancés han sido impulsadas por virus.

Los estudios llevados a cabo por David Enard revelan que: los **pequeños ajustes en la forma y composición de las proteínas** han ayudado a los humanos y otros mamíferos a responder a los virus. Los virus se apropian de casi todas las funciones de las células del organismo portador para así replicarse y extenderse, así que tiene sentido que sean **mayores impulsores de la evolución** de la maquinaria celular que otros factores como la depredación o las condiciones ambientales.

"Estamos interesados en cómo es que nosotros y demás organismos evolucionamos y en las presiones que nos convirtieron en lo que somos" <<Todos los organismos han **vivido con virus durante miles de millones de años**. Este trabajo demuestra que esas interacciones han afectado a cada parte de la célula>> es por ello por lo que siempre somos parte de ese Jing/YuanQi proveniente de la naturaleza.

Los retrovirus

Les hablare del VIH que causa el SIDA. Este virus es un **retrovirus,** y tiene la asombrosa propiedad de poder copiar su ARN a ADN, lo que se denomina **transcripción inversa**, luego integra su genoma a una molécula del ADN del huésped, en forma de un **provirus (calor latente)**. Así estos virus quedan ahí agazapados durante tiempo. Que sepamos los retrovirus son los únicos que hacen esto, este provirus no pasara a nuestra descendencia a no ser que haya infectado a un gameto, es decir, puede infectar a una célula germinal y así introducirse en nuestro Jing y de algún modo modificar nuestro YuanQi. Y esto téngalo en cuenta, ha pasado, está pasando y seguirá pasando. Todas las células del embrión llevaran el Hun de ese provirus.

Sabemos que nuestro genoma está lleno de estas infecciones víricas, y se han integrado en el curso de la evolución. Son los denominados **retrovirus endógenos.** Estos codifican proteínas, se calcula que el 8% del genoma son retrovirus endógenos. Muchos de ellos, por diferentes mutaciones han perdido su capacidad de sintetizar proteínas, sin embargo, participan en la regulación genética. Recuerden, no hace mucho a esto se le llamaba **ADN basura.** Hoy se lo denomina ADN no codificante y sabemos que representa el 98 % de nuestro ADN y hace todo tipo de cosas, como regular los genes para saber dónde se tienen que activar o no, cuánto se tienen que activar ciertos genes, cómo se empaqueta el ADN en los cromosomas, etcétera. Y probablemente hay gran cantidad de funciones que realiza el ADN no codificante que todavía no sabemos, según el Dr. Elliot Margullies, bioquímico y biólogo molecular. Nosotros sabemos que **remodelan** la arquitectura del organismo e intervienen en la generación de los meridianos (campos morfogenéticos).

Juan Pablo Moltó Ripoll

Es verdad que algunos retrovirus endógenos pueden ser patógenos, pues han sido relacionados con varias patologías como la esclerosis múltiple, diversas enfermedades autoinmunes y sobre todo con cáncer. Se sabe que estos retrovirus pueden generar reordenamiento de ciertos genes que se asocian con procesos oncológicos, se ha comprobado que generan inestabilidad genética y modifican químicamente el ADN. Pero como también observamos, son promotores de la evolución y tienen otras funciones realmente positivas.

Sabemos que algunos retrovirus se integraron después de la separación entre el hombre y los chimpancés, hace unos seis millones de años, pues estos son propios nuestros, han podido contribuir a nuestra evolución, a través de reinserciones y ordenamientos específicos

El paso del ya famoso SARS-CoV-2 ha provocado un cataclismo de tal calibre, que **muchas de las cosas que creíamos sólidas e inamovibles no volverán a ser iguales**. El virus dejará muchas huellas, cicatrices... y quizás algunas reflexiones, y entre ellas ciertos efectos secundarios que vamos a analizar detenidamente en este libro a través de la medicina china, al igual que vamos a proponer medidas de intervención, basándonos en la teoría.

El ser humano se considera la cúspide de la civilización, se permite mirar por encima del hombro y juzgar con suficiencia a todas las especies que le precedieron. En teoría, todo lo sabíamos y todo lo habíamos conquistado. Nada se escapaba al conocimiento de la ciencia... o al menos eso pretendían hacernos creer. Sin embargo, **un bichito que lleva en la Tierra desde que apareció la vida hace 4300 millones de años nos recuerda que realmente sabemos poca cosa**. Por no saber, no sabemos ni cuál es el origen de la vida. Ni siquiera sabemos si un virus es o no un ser vivo, ya que se nos escapa el propio concepto de la vida. A lo que surge la siguiente pregunta: ¿Es el virus el inicio del Jing/YuanQi?

¿De dónde proviene ese Jing/YuanQi externo llamado virus?

Los virus son entidades primordiales con orígenes más antiguos que todos los **seres vivos**.

En Medicina China[3] tenemos un concepto que nos puede ser útil. El concepto de esencia. De nuestros ancestros heredamos la esencia.

<<la esencia es la raíz de la vida>>
                                    Cuestiones sencillas. Cámara dorada.

¿pueden ser los virus la raíz de la vida?

<<el inicio de la vida humana comienza con la formación de esencia>>
                                    El pivote milagroso.

<<el origen de la vida es la esencia>>
                                    EL pivote milagroso.

<<la sustancia de ambos padres, la cual es generada antes del nacimiento, se combina para formar el cuerpo, y es conocida como esencia>>
                                    El pivote milagroso.

Como podemos observar en los clásicos de la MTC, la esencia es la matriz de la vida.

Según el diccionario la palabra esencia significa:

-Conjunto de características permanentes e invariables que determinan a un ser o una cosa, sin las cuales no sería lo que es.

-"la esencia y las acciones del alma humana; uno de los grandes temas filosóficos, sin duda, es el de la esencia del ser humano"

- Parte o característica fundamental o más importante de algo.

Juan Pablo Moltó Ripoll

Como podemos observar, la esencia es un fenómeno que determina a un ser o a una cosa, esto es importante, pues de nuestros padres heredamos la esencia (Genes) JING y la información contenida en ellos, YuanQi. Los genes dentro de los cromosomas son una "cosa", mientras que la información que de ellos se emite es una interacción, es pues necesario entender esta dualidad. Cosa <-> interacción.

En MTC podemos señalar pues que heredamos los Genes = Jing y la información en ellos guardada = YuanQi.

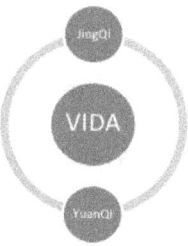

En MTC tenemos dos conceptos interesantes que de algún modo nos señalan cómo los genomas de otros vertebrados se relacionan con el nuestro. Me refiero al concepto de: HUN y PO.

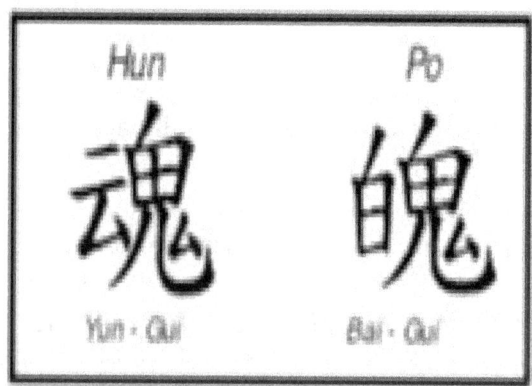

Los cinco aspectos evolutivos en MTC

Según la filosofía tradicional china, (Sandra Jiménez. 2011) los seres humanos tenemos cinco aspectos psíquico-espirituales, que en su conjunto formarían lo que en occidente llamamos **Alma** o Espíritu. Tenga el presente el lector que no debemos confundirnos con el alma cristiana y conceptos de este tipo:

- el alma entérica (**hùn** – 魂), → **Virus**
- el alma corpórea (**pò** – 魄), → Células animales
- la **mente-espíritu (shén – 神)**,
- el intelecto (**yì** – 意)
- y el poder del deseo o la voluntad (**zhì** – 志).

Ahora nos vamos a centrar en el hùn 魂

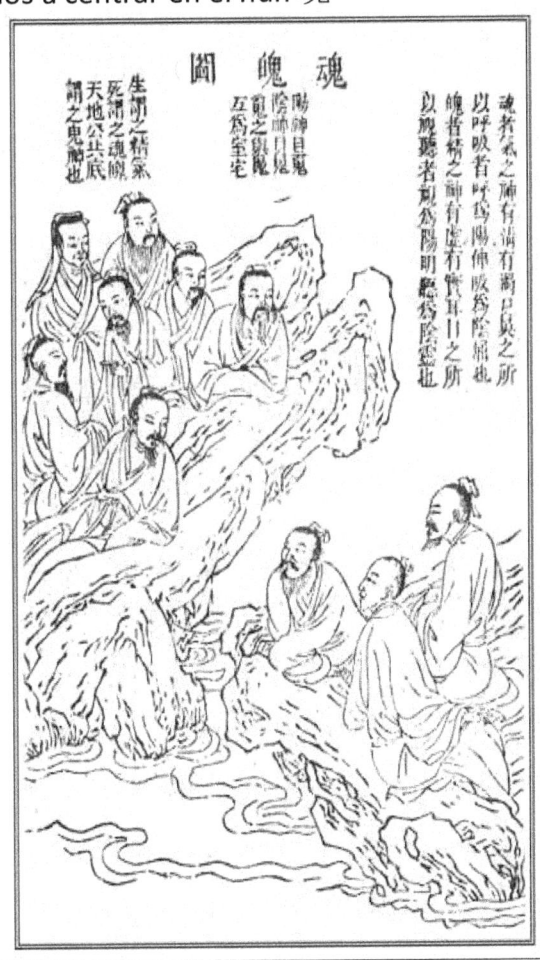

Juan Pablo Moltó Ripoll

El Hùn

El Hun se corresponde a grandes rasgos con nuestro concepto occidental de "alma" o "espíritu". Se traduce habitualmente como "alma etérica", "alma espiritual" o "alma celestial", pues según su naturaleza es el más volátil de los cinco Shen (espíritus) y **nos conecta con la energía universal**: de acuerdo con las creencias chinas antiguas, se cree que entra en el cuerpo justo después de nacer, y después de la muerte sobrevive al cuerpo, y vuelve al "cielo" (tiān – 天).

(NOTA: aquí, se refiere a un concepto muy antiguo de cielo, anterior al concepto cristiano de cielo/infierno, e incluso anterior al concepto budista de reencarnación; es un estado de energías sutiles y seres inmateriales, universal).

El Hun nos conecta con la totalidad de los seres de la tierra, y posiblemente del universo (panspermia). Podemos verlo representado en el siguiente dibujo.

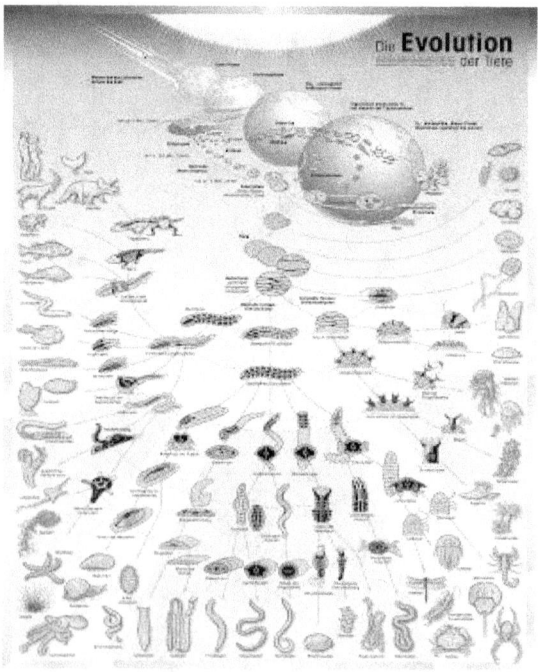

(Fuente WEB: http://elfatherking15.blogspot.com)

Como vemos, el hombre está en la esquina superior, sin embargo, está unido a todas las demás creaciones que han evolucionado a lo largo de millones de años, formando un Hun universal que nos une a todos, conectado a través del genoma con más o menos fuerza. Por ejemplo, con los animales expuestos: C. Elegans o la mosca Drosophila, nos conecta un porcentaje de nuestro genoma. Esto es el Hun.

Podría ser el HUN la forma en la que los antiguos llamaban a esa fuerza que nos conecta a todos y nos hace evolucionar o desaparecer, es decir: LOS VIRUS.

El Jing/YuanQi cuando **se encuentra en estado de "energía universal" configuran los VIRUS.**

Como sabemos, la Medicina China siempre fue metafórica, nuestros ancestros nunca pudieron conocer la existencia de los virus, sin embargo, sí que dedujeron la existencia de una "energía universal" que lo conectaba todo y nos hacía evolucionar al mismo tiempo que era la fuente de la vida.

> Los Virus son el HUN de la naturaleza compuesto por un Jing/YuanQi Esencial, motor de la vida.

El Po.

La condición de *Po* no es tan elevada como la de *Hun*, está más vinculada a la Tierra. Asociado al Movimiento Metal (el paso del *Yin al yang*), *Po* representa todas las fuerzas de concentración de la forma. *Po* asegura la cohesión y el mantenimiento del cuerpo, porque su tendencia natural es hundirse en las tierras. (Carmen Martorell. 2016)

Su ámbito abarca todo lo que está relacionado con la construcción de la vida; desde el desarrollo biológico, hasta la vida instintiva.

Se dice que el PO es inmortal, sin embargo, muere con nosotros, visto así parece un imposible, pero tiene sentido.

El Po es nuestro linaje en el árbol genealógico, es decir, desde nuestros ancestros más primitivos hasta nosotros mismos. Representa toda nuestra evolución, es por ello por lo que es inmortal, pues ahora mismo usted que está leyendo esto lleva millones de años vivo. No se sorprenda, es así, nosotros siempre hemos sido Jing inoculado en otro organismo, como parásitos que van saltando de organismo en organismo, sin discontinuidad. Este es el motivo por el que el Po es inmortal. Sin embargo, una vez nosotros ya hemos copulado y trasmitido nuestro Jing al otro ser, y así trasmitido nuestra esencia, nuestro organismo antes o después expirará, y aun así nuestra esencia seguirá viva en esta tierra. Así se lleva produciendo desde que aparecido la primera unidad viva en este nuestro planeta. Estas ideas en parte son muy similares a la hipótesis del gen egoísta de R. Dawkins.

El Po es evolutivo, se transfiere de hijos a padres, el Hun cohabita en todos y está en la naturaleza, de vez en cuando nos inyecta un cambio evolutivo o nos extingue.

Podemos decir que la Genómica ha estudiado el Po, y la virología el Hun.

La Tradición lo llamo Hùn, la ciencia moderna virus

Este Hùn está compuesto por un Jing/YuanQi viral.

El Hùn se intercambia con los tres reinos de la vida, sugiriendo que las proteínas virales son anteriores a la divergencia de la vida e infectando así al **último antepasado común universal** (LUCA).

<<el inicio de la vida humana comienza con la formación de esencia>>
El pivote milagroso

Las proteínas de las cápsides no tienen homólogos con las proteínas celulares. Esto indica que algunos virus surgieron antes de que las células y que probablemente han surgido varias veces. Se ha sugerido que nuevos grupos de virus han surgido repetidamente en todas las etapas de la evolución, a menudo a través del desplazamiento de genes ancestrales de replicación estructural y genómica.

Cinco hipótesis acerca del origen de los virus

Hipótesis de Degeneración[4].

Los virus pudieron haber sido células de muy pequeño tamaño que parasitaron a células más grandes. La hipótesis de la reducción ha sido descartada por algunos científicos debido a que no hay ningún organismo celular que pudiese representar un estado intermedio. Aunque se conocen casos de microorganismos muy reducidos, estos nunca pueden llegar a formar entidades tan simples como los virus, por tanto, esto hace difícil que podamos probar esta hipótesis.

Hipótesis de vagancia[5]

Algunos virus pudieron haber sido producto de la evolución de algunos fragmentos de ADN o RNA que escaparon de los genes de un organismo más grande

Hipótesis de virus primero o coevolución[6]

Pudieron haber evolucionado a partir de moléculas complejas y **ácidos nucleicos**, antes de la aparición de las **células** en la **Tierra**, esta fue la primera hipótesis planteada acerca de los virus.

Hipótesis de orígenes quiméricos[7]

Según esta hipótesis los virus se originaron de distintos tipos de replicadores primordiales (protovirus) del **mundo de ARN** al reclutar **proteínas** de huéspedes primordiales para la formación de **cápsides**. Estos huéspedes pudieron haber sido protobiontes o comunidades auto-replicativas del mundo de ARN, a su vez los virus también pudieron continuar reclutando proteínas de sus huéspedes celulares actuales. Los virus retienen un módulo de replicación heredado de la etapa prebiótica ya que este está ausente en las células. También las infecciones virales produjeron el desplazamiento de genes asociados con la formación de cápsides y el módulo de replicación vírico entre los organismos celulares que pudieron fomentar la aparición de nuevos virus. Este escenario es distinto de los otros tres, pero se considera un híbrido entre la hipótesis del virus primero y el escape[8]. Los virus satélites parecen apoyar esta hipótesis ya que ellos son virus compuestos por ácidos nucleicos que no pueden replicarse sin la ayuda de un virus auxiliar y requieren la mayor parte de las enzimas del virus auxiliar para fabricar su cápside.

Hipótesis de coevolución (teoría de la burbuja):

Al comienzo de la vida, existía una comunidad de replicones tempranos (piezas de información genética capaces de autorreplicarse) cerca de una fuente de alimento como una **fuente termal** o un respiradero hidrotermal.

Esta fuente de **alimento** también produjo **moléculas** similares a los **lípidos** que se auto ensamblan en **vesículas** que pueden encerrar replicones. Cerca de la fuente de alimento los replicones prosperaron, pero más lejos los únicos recursos no diluidos estarían dentro de las vesículas. Por lo tanto, la presión evolutiva podría empujar replicones a lo largo de dos caminos de desarrollo: fusionándose con una vesícula, dando lugar a células; e ingresando a la vesícula, utilizando sus recursos, multiplicándose y saliendo para otra vesícula, dando lugar a **virus**.

Ninguna de las hipótesis descritas anteriormente ha sido del todo aceptada, la hipótesis regresiva fue refutada ya que no puede explicar por qué los parásitos celulares no se asemejan a ningún tipo de virus y por qué no hay ningún intermediario evolutivo que pudiese demostrarla. La hipótesis del escape de fragmentos de ADN o ARN no explicaba la complejidad de las cápsides y de otras estructuras virales. La hipótesis del virus primero no explicaba por qué los virus dependen de células huéspedes para su **replicación**.

Los virólogos han revaluado las hipótesis antes mencionadas y han concluido que el **escenario más plausible para el origen de los virus es un híbrido entre la hipótesis del virus coevolución y el escape.**

Los virus son los elementos genéticos más numerosos y divergentes de la tierra, están en todas partes y son capaces de infectar cualquier célula, así como a ellos mismos. De hecho, muchos saltos evolutivos de los virus son cuando dos virus diferentes infectan una misma célula, su material genético se puede recombinar y generar un nuevo virus. Sabemos que han intervenido en la evolución de la vida, ellos no pulsan, pues no tienen el Chi, por eso no están vivos, sin embargo, son las moléculas que nos ayudan a evolucionar, es un Hun universal.

Las tres manifestaciones del Hùn.

Sabemos que hay dos tipos de virus, los virus compuestos de ARN y ADN. Dentro de la teoría del Hùn podemos ver que este también evolución dando lugar a tres manifestaciones:

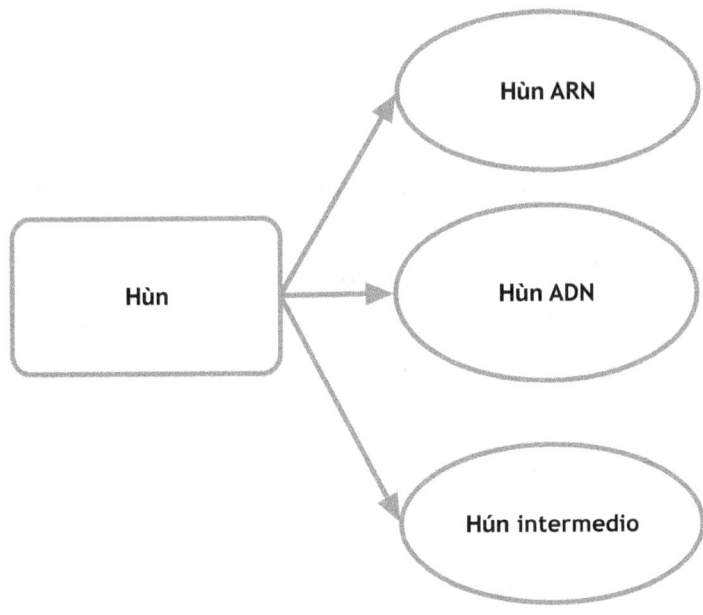

Según la **clasificación de Baltimore** los virus se clasifican en siete clases o grupos distintos.

Grupo I.- Virus DNA Bicatenario. (p.e.Baculovirus)
Grupo II.- Virus DNA monocatenario. (p.e.Parovirus)
Grupo III.- Virus RNA Monocatenatio. (p.e.Rotavirus)
Grupo IV.- Virus RNA Monocatenario Positivo. (p.e.Virus del Nilo Occidental)
Grupo V.- Virus RNA Monocatenario Negativo. (p.e.Virus Sincital Respiratorio).
Grupo VI.- Virus RNA Monocatenario Retrotranscrito. (p.e.Virus linfotrópico humano 1) Grupo VII.- Virus DNA Bicatenario Retrotranscrito. (p.e.Hepatitis B)

Fuente: https://viralzone.expasy.org/resources/Baltimore.png

Clase I: tienen doble hebra de ADN

- Herpesvirus
- Virus de la viruela
- Papilomavirus

Clase II: Solo una cadena de ADN (de estos hay muy pocos)

Clase III: Doble cadena de ARN

- Rotavirus

Clase IV: Una sola cadena de ARN. Por lo general son trasmitidos por los artrópodos. Son infecciosos por ellos mismos, es decir, una vez entran en la célula empiezan a reproducirse.

- Coronavirus
- Virus de la Polio

Clase V: También por una cadena única de ARN, pero necesitan una enzima viral para reproducirse

- Virus de la gripe
- Ébola
- Marbug

Clase VI: Por los retrovirus, dos copias sencillas e idénticas de una cadena de ARN. Lo que le da al virus mayor variabilidad. Tienen una enzima llamada retrotranscriptasa o transcriptasa inversa, que copia el ADN viral en el ADN de la célula.

- Virus de VIH

Clase VII: doble hebra parcial de ADN y que incluye también un paso de retrotranscripción durante su multiplicación dentro de la célula.

Hùn ARN y los viroides

Desde mi punto de vista este fue el primero en surgir en el planeta tierra. En 1963 el biólogo molecular A. Rich del MIT[9] especuló sobre esta idea en un artículo en el que contribuía a un volumen publicado en honor al fisiólogo y premio Nobel Albert Szent-Györgyi. En 1968 la idea de una vida independiente basada en el ARN se puede encontrar en "El código genético" de Carl Woesede[10].

La expresión **"Mundo de ARN"** fue expresada por primera vez por el premio nobel Walter Gilbert en 1986[11], al hilo de un comentario respecto de las recientes observaciones sobre las propiedades catalíticas de algunas formas de ARN.

En 1989, Theodor Otto Diener propuso que fueron **viroides** los que caracterizaron el **mundo precelular de ARN**,[12] teoría que viene sustentada actualmente con nuevas evidencias.[13]

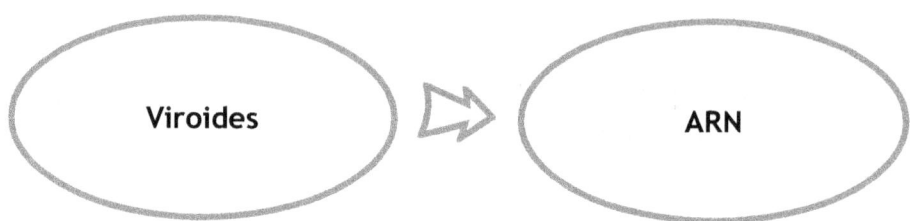

Los viroides son **agentes infecciosos** que, al igual que los **virus**, tienen un **ciclo extracelular** que se caracteriza por la inactividad **metabólica** y un **ciclo intracelular** en el que causan infección al **huésped** susceptible, pero que, a diferencia de los virus, los viroides no poseen **proteínas** ni **lípidos** y están constituidos por una cadena cíclica corta de **ARN**, circular o con forma de varilla, (que no codifica proteínas)[14]

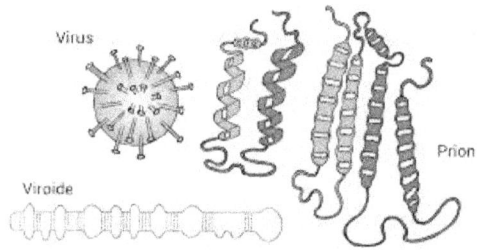

Es importante decir que tanto su forma intracelular como extracelular son las mismas (**ARN desnudo**), los mecanismos por los cuales estos logran causar infección están relacionados con la autocatálisis de su material genético.

En sí constituyen una etapa primitiva de los virus. Es por este motivo que lo consideramos el **Hùn más primitivo**.

Como hemos señalado fue descubierto por T. O. Diener en 1971[15] al intentar identificar el agente causal de una enfermedad que inicialmente supuso era inducida por un virus llamada "la enfermedad del tubérculo fusiforme de la patata" (potato spindle tuber o PSTVd).

Además, se han descubierto **los virusoides**[16] los cuales generalmente se consideran viroides que son dependientes de virus, por lo que se clasifican junto con los **virus satélite**.

Características de estos viroides:

-**Son moléculas** de ARN circular de cadena sencilla, catalizadoras formadas por unos pocos cientos de **nucleótidos**.
-Carecen de **cápside** y su tamaño es una milésima parte del de los virus más pequeños.
-Solo han sido detectados en plantas, en las que producen una gran variedad de enfermedades.
-No existe ninguna evidencia de que los viroides son traducidos a proteínas, ni se conoce cómo causan las enfermedades en animales. -Lo que sí se sabe es que son replicados por las enzimas del huésped.
-El viroide es totalmente dependiente del metabolismo del huésped para su replicación.

Por lo tanto: los viroides son los agentes infecciosos de menor complejidad genética y estructural conocidos y representan una **forma extrema de parasitismo**. Están constituidos exclusivamente por moléculas de ARN de cadena simple, cerradas covalentemente o con forma de bastón de bajo peso molecular (246 a 1994 **nucleótidos**). Carecen de actividad de ARN mensajero y se replican de forma autónoma, utilizando el sistema de transcripción de la célula susceptible.[17]

Los viroides se encuentran, casi exclusivamente, en el núcleo de las células infectadas; se desconoce el modo en que se replican, pero se sabe que el ARN que los constituyen no funciona como **ARN mensajero** y tampoco se traduce a enzimas que participen en su propia **replicación**.

Juan Pablo Moltó Ripoll

Hùn ADN

Tendríamos:

Grupo I: Virus ADN bicatenario

Grupo II: Virus ADN monocatenario

Grupo VII: Virus ADN bicatenario retrotranscrito

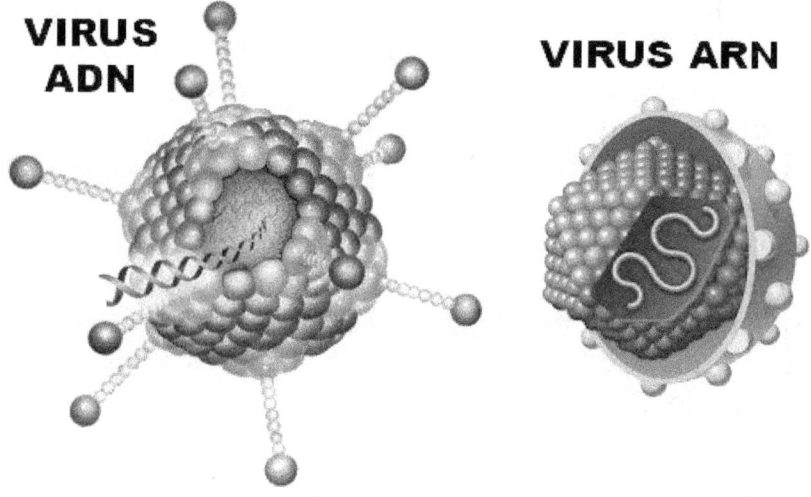

Hùn gigante, megavirales

Estos virus son desde mi punto de vista muy interesantes, de hecho, algunos científicos consideran que representan un cuarto dominio entre los seres vivos, sumado a las clásicas bacterias, arqueas y células eucariotas, por ello se ha propuesto un nuevo orden. Los megavirales, sin embargo, no suelen afectar a los seres humanos.

Estos se descubrieron sobre el 1992, cuando se investigaba una neumonía en Bradford Reino Unido. Se tomaron muestras de la Legionella, que es una bacteria que vive dentro de las amebas, y dentro de estas se observó al microscopio óptico una pequeña bacteria que se tenía de gran positivo, se le denomino el coco de Bradford, luego se supo que era un virus muy peculiar, llamado mimivirus, ese nombre era porque imitaba a las bacterias al ser teñido por la tinción. Era el virus hasta entonces mayor conocido con el mayor genoma, tenía genes no encontrados en otros virus y que se creían exclusivos de las células. Desde esa fecha hasta hoy se han ido encontrando muchos más como el Megavirus Chilensis, pandoravirus, pithovirus etc... que suelen ser parásitos intracelulares de amebas y otros organismos unicelulares.

Juan Pablo Moltó Ripoll

Capítulo 3. Las vacunas, los virus y la Medicina China

Algo hay en el clima que nos ataca y nos agrede, ese algo debe de ser muchas veces letal, pues lo sujetos en algunos casos enferman de forma irreversible, sus síntomas son desde leves catarros que podemos clasificar como ataques de los factores climáticos, a graves afectaciones que matan sin piedad, al pobre desdichado que sea afectado, generando un calor en sangre fulminante. La medicina china nos habla de los LiQi, esos factores epidemiológicos que atacan y barren a la sociedad como una purga maligna arrojada sobre los mortales, como si de un castigo divino se tratara. Esas cosas malas que nos atacan de algún modo deben de estar ahí fuera de mí. La medicina china creo la teoría climática, -**los factores climáticos**, de algún modo así se entendía esas fuerzas externas que me hacían enfermar, hoy gracias a la tecnología sabemos de la existencia de esos microbios que sin la menor piedad nos invaden y nos pueden incluso matar. Fue en 1599 donde se usó por primera vez el término "virus" que significaba "veneno"[18] , un veneno que, de algún modo hacia enfermar a las personas, algunas veces este "veneno" permanencia en nuestro cuerpo de forma latente, es decir agazapado hasta que, por algún motivo, -que ahora sabemos que es el estrés, aparecía y daba con toda su maldad.

Enfermedades como la famosa viruela. Causada por el virus varióla.

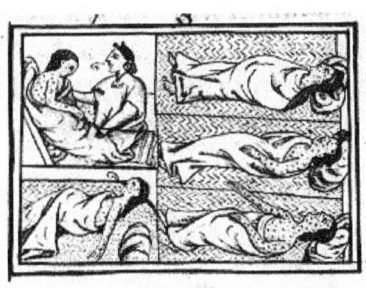

Juan Pablo Moltó Ripoll

La viruela es una enfermedad infecciosa grave y contagiosa, como epidemia, esta patología ha matado a millones de personas, muchas más que el actual Sars-2 a través de la historia. Es curioso saber para todos aquellos detractores de las vacunas, que los chinos descubrieron la vacuna contra este mal en el **siglo XVI**. Podemos decir pues que las vacunas nacen desde una mirada humanista no desde un concepto industrial deshumanizado como nos hacen ver. Como sabemos, este descubrimiento por los chinos ha sido su mayor contribución a la inmunología mundial y abrió las puertas al nacimiento de la **vacunación antivariólica**.

La vacunación fue un resultado de la tradición china sobre la prevención de las enfermedades.

En el "Zhouyi" (Clásico de los Cambios), el "Huangdi Nei Jing" (Cánon de la Medicina Interna del Emperador Amarillo) y otras obras históricas chinas, se registran los conceptos y medidas sobre la curación y prevención de las enfermedades. Por ejemplo, "un excelente médico siempre atiende a los pacientes antes de que ellos caigan enfermos, con lo cual les evita las dolencias". En la actualidad, esto sería el objeto de la medicina de atención primaria, sin saber nuestra cultura "la Occidental" que la Medicina China es aquí donde encuentra su fuerza, donde la humanidad podría beneficiarse mucho de sus estrategias preventivas. Solo después de una mala praxis de prevención será donde las enfermedades serán tratadas. "No es muy tarde para administrar medicamentos cuando las enfermedades se han desarrollado".

En la medicina tradicional china rige un concepto homeopático **"curar lo malo con el propio mal"**. Ge Hong (281-341), famoso médico chino, aplicó el tratamiento clínico sobre la mordedura de perros rabiosos con un pedazo del tejido cerebral del mismo animal para prevenir el contagio con la hidrofobia. En el siglo VII, el gran maestro médico chino, Sun Simiao transfería la sangre o pus de un paciente con forúnculos al cuerpo de una persona sana como método preventivo. Todos estos experimentos fueron precursores de la inmunología, que, si bien hoy puede sorprendernos, debemos pensar que fueron los predecesores de nuestra inmunología moderna.

Este doctor señala en su libro "Beiji Qianjin Yao Fang" (Recetas valiosas en caso de emergencia): "Aquellos que viajan a zonas con alto riesgo de enfermedades infecciosas necesitan moxibustión y moxibustión purulenta, así no serán infectados por la malaria o la malaria cálida ".

En el "Compendio de Materia Médica", Li Shizhen, médico de la dinastía Ming, explicó: "La artemisa... La moxibustión puede suavizar la permeabilidad del meridiano, curar cientos de enfermedades y tratar a las personas que padecen enfermedades a largo plazo".

Estas dos obras muestran que la acupuntura puede prevenir y tratar enfermedades infecciosas.

Se afirma que la viruela entró en China en el siglo II, procedente del sur del país y traída por comerciantes extranjeros. Los médicos locales pusieron todo su empeño en tratar de evitar la diseminación de esta epidemia infecciosa que se llamaba LiQi, es así como se denominaban las enfermedades epidémicas, es pues que el Sars-Cov-2 se clasifica como LiQi. No se sabe muy bien según los historiadores modernos cuándo ni quien produjo la primera vacuna pues hay tres posibilidades, siendo la última la más posible:

- Siglo VIII, dinastía Tang, Zhao insertó vacunas en la nariz.
- Siglo XI, durante la dinastía Song, los médicos que vivían en el monte Emei, de la provincia de Sichuan, inventaron la vacuna.
- Siglo XVI, en el distrito de Anguo, provincia de Anhui, surgió la vacuna antivariólica más antigua de China. Bajo el principio terapéutico de "**curar lo malo con el propio mal**", como

hemos comentado introduciendo en el cuerpo la sustancia patógena.

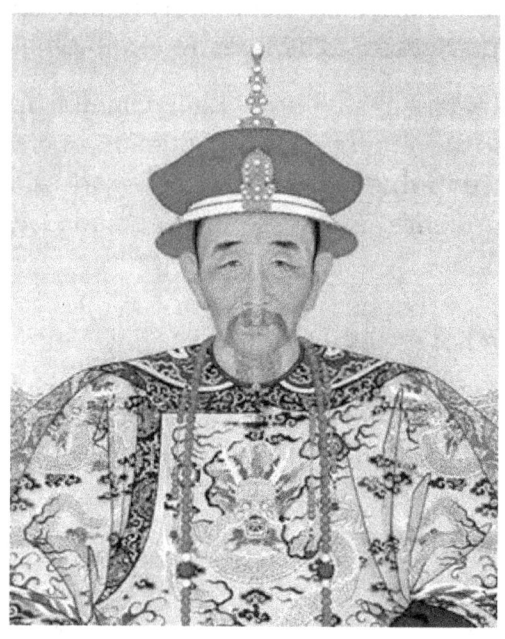

Fue Emperador Kangxi (1654-1722) de la dinastía Qing contribuyó en gran medida a **la generalización de la vacuna antivariólica** entre el pueblo chino. Es muy curioso, pues hoy sabemos que cuando hay un brote de algún virus extraño se mandan urgentemente al sitio médicos expertos en la materia, sin embargo, estas iniciativas de lucha contra los virus ya se dieron en 1681. El monarca envió a un funcionario especial a la provincia de Jiangxi, para emplear a médicos que dominaran las técnicas de vacunación. **Zhu Chungu** fue seleccionado como el primer médico para administrar vacunas a la familia real a lo largo de la historia china, por lo que se le encomendó viajar al noreste del imperio, para vacunar a los hijos y nietos de los príncipes y duques mongoles y manchúes. Es interesante observar como la nobleza fue la primera en vacunarse.

Este trabajo fue elogiado y premiado por el Emperador Kiangxi. Comentando que:

<<A principios de nuestra dinastía, todos mis súbditos vivían atemorizados por la epidemia de viruela. Cuando encontré el método de vacunación, mis hijos y vuestros descendientes quedaron

protegidos de este flagelo. En la actualidad, he ordenado vacunar a las 49 divisiones y feudos mongoles en la frontera septentrional. Los lugareños han quedado protegidos por la inoculación. Recuerdo que cuando comenzó la vacunación, algunos **ancianos no la apoyaban**. Por mi insistencia, millones de habitantes ya están seguros.>>

Es curioso observar como ya en la antigüedad **la vacuna siempre tuvo mala prensa,** podemos ver como los ancianos no la apoyaban, no era buena idea meterse en el cuerpo sustancias "tóxicas" para prevenir cosas que "no" tenemos, sin embargo, superado ese miedo, no cabe duda del gran avance de la humanidad en este sentido y en la lucha contra la viruela.

Zhan Yan, dijo con orgullo en una ocasión, en la misma época: "

<<He vacunado a unas 9.000 personas. Entre ellos, apenas 20 a 30 han resultado casos fallidos>>

Esto implica que, en ese entonces, la tasa de éxito de vacunación era del 97 al 98 por ciento. Y eso señala que toda vacuna siempre tiene un índice de efectividad e incluso de agravación de la salud del paciente.

Es pues que el Emperador Kangxi, detuvo la propagación de la viruela entre el pueblo chino. Esto hizo que otros países en 1688, llevaran a sus médicos a china para que aprendieran que es lo que estaban haciendo los chinos para vencer la viruela.

En el "Niudou Kao" (Investigación sobre Vacunación Antivariólica) creado por John Dudgeon, misionero inglés, se registra que la esposa del embajador británico en Turquía, Mary Wortley Montague, había aprendido la vacunación de sus maestros chinos, la cual llevó y popularizó en todo el Reino Unido, apoyada por su soberana.

El gran pensador francés Voltaire (1694-1778) señaló: "Hace más de 100 años, los chinos tenían esta costumbre (de recibir vacunas), por eso son considerados como un modelo ejemplar, que creó una de las naciones más ingeniosas y educadas del mundo."

En el siglo XVII, las técnicas de vacunación pasaron de China a América, Japón y la península coreana. Y en los cien años posteriores, en esas naciones se popularizó esta práctica profiláctica. Sobre la base de las experiencias chinas.

Edward Jenner (1796), descubrió que la viruela del ganado podía servir para otorgar inmunidad frente a la humana. Esta forma de vacunación fue llevada a China en 1805. **Tanto la vacunación antigua de China como la moderna de Jenner han sido notables aportes a la erradicación de la viruela en el mundo.**

Es partir de ahí donde nace ya de forma profusa el desarrollo de más tipos de vacunas, la vacuna contra la rabia de Louis Pasteur en 1886 por ejemplo. Es interesante señalar que hasta estas fechas, ni los chinos no los europeos sabían de la existencia de los virus. En Medicina China esto estaba dentro del marco teórico de las enfermedades epidémicas, y se asociaban a los factores climáticos y al calor tóxico y latente, sin saber que esos factores climáticos eran microorganismos, no obstante, sus deducciones estaban muy bien alienadas con la moderna microbiología, podemos decir que esos microorganismos (bacterias, virus, hongos etc....) se entendía como factores climáticos.

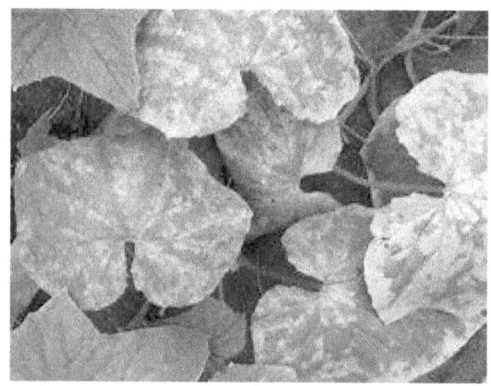

Sin embargo la existencia de los virus se empezó a sospechar gracias a los trabajos de **Dmitri Ivanovski** en 1892, pues demostró que la **enfermedad del mosaico del tabaco**, era causada por un agente **"invisible"** altamente contagioso, capaz de pasar a través de un filtro de porcelana Chamberland que las bacterias no pueden atravesar. Martinus Beijerinck (1898) logro pasar ese agente "invisible" de una planta a otra, eso le permitió concluir que dicho agente contagioso era capaz de replicarse en el nuevo hospedero, significando que no se trataba simplemente de **una toxina,** y lo llamó *contagium vivum fluidum*. En Medicina China la teoría del clima no incluía toxinas sino más bien unas "energías etéreas" que atacaban al organismo. Esas energías sin duda eran esos microorganismos no observables. Es pues que, tanto en China como en Europa, la cuestión de si el agente era un "fluido viviente " o una partícula aún no había sido resuelta.

Los virus pueden ser factores que causen muchos más efectos secundarios de los que pensamos

En la actualidad, (2020) estamos viendo que el Sars-cov-2 está causando muchos efectos secundarios:

Muchas personas quedan con secuelas de esta infección, como cansancio, cambios de humor, alteraciones de memoria, etc.... es importante señalar que una cosa es la infección de un virus y otra cosa es lo que este puede hacer en nuestro cuerpo, aunque sea eliminado del mismo.

Cáncer y virus.

En próximos capítulos hablaremos de la relación de los virus con el YuanQi, pues en realidad son trozos de Jing-YuanQi que se trasmiten por el entorno y pueden afectar a nuestro Jing-YuanQi y generar las mutaciones necesarias para generar un TANmut (tumor duro o blando) es decir, benigno o maligno.

La leucemia se podía causar por un filtrado de origen viral.

En 1903 se propuso por primera vez que la **transducción** mediada por virus podría causar cáncer. En 1908 Bang y Ellerman demostraron que un filtrado de origen viral podía transmitir la leucemia aviar, observaciones que fueron ignoradas hasta el momento en que la **leucemia** se consideró como un estado canceroso.

Se considera **Peyton Rous** (1911), el padre de la virología tumoral, pues demostró la transmisión de la leucemia aviar, un tumor sólido, mediada por un virus. A este virus se le dio el nombre de virus del sarcoma de Rous, y fue clasificado como un **retrovirus.** Desde entonces, **numerosos retrovirus** cancerígenos han sido descritos. Es importante saber que dentro de los virus hay de muchos tipos, y no todos son cancerígenos.

Las pandemias actuales y las pasadas. LiQi históricos.

Una de las más desastrosas fue la Influenza Española de 1918, que mato a millones de personas. Fue reconocida solamente al final de 1918, cuando científicos franceses demostraron que un "virus capaz de atravesar filtros clásicos de retención de ciertos microorganismos patógenos podía transmitir la enfermedad a humanos y animales, cumpliendo con **los postulados de Koch**[19].

Empezamos con bacterias y luego con virus, así se fue descubriendo el mundo de los microbios.

Los postulados de Koch

Desarrollados a partir de los trabajos de Robert Koch con el Bacillus anthracis. Este científico descubrió que, si tomaba la sangre de un ratón enfermo y se lo inyectaba a otro, este último generara el carbunco y de este a otro pasaba lo mismo. Al tiempo consiguió cultivar la bacteria y así poder infectar a más y más animales. Los postulados son los siguientes:

1. El agente patógeno debe estar presente en los animales enfermos y ausente en los sanos
2. El agente debe ser cultivado en un cultivo axénico puro aislado del cuerpo del animal.
3. El agente aislado en un cultivo axénico debe provocar la enfermedad en un animal susceptible al ser inoculado.
4. El agente debe ser aislado de nuevo de las lesiones producidas en los animales de experimentación y ser exactamente el mismo al aislado originalmente

En 1926 se demostró que la **fiebre escarlata** era causada por una bacteria hospedera de un bacteriófago. Es decir, de un virus que ataca bacterias. Mientras que los virus vegetales los y bacteriófagos pueden cultivarse *in vitro* de manera relativamente simple, los virus animales normalmente requieren un hospedero animal viviente, haciendo mucho más complejo el estudio de sus características biológicas e infecciosas. En 1931 se demostró que el **virus de la influenza** podía multiplicarse en huevos aviares, un método que todavía es utilizado para la producción de ciertas vacunas. En 1937, **Max Theiler** obtuvo un cultivo del virus de la **fiebre amarilla** en huevos aviares, y produjo una vacuna a partir de una cepa atenuada del virus; esta vacuna salvó **millones de vidas** y aún es utilizada actualmente.

Juan Pablo Moltó Ripoll

Capítulo 4. Nociones básicas de inmunología y su acción sobre los virus

En este capítulo vamos a intentar explicar de forma sencilla las bases de nuestro sistema inmunológico y su relación con la acupuntura, y así poder entender mejor las propuestas siguientes.

El Sistema inmunológico y sus órganos

Los órganos que componen el sistema inmunológico se denominan órganos linfáticos, constituidos por tejido linfoide, que es un tipo de tejido conjuntivo.

Estos se agrupan en:

Primarios: en ellos se llevan a cabo, la formación, desarrollo y maduración de los linfocitos, a partir de una célula madre hematopoyética.
- El órgano primario para las células B es la Médula ósea.
- El órgano primario para las células T es el Timo.

Secundarios: es donde migran y se acumulan, Bazo, ganglios linfáticos, tejido linfoide asociado a mucosas (MALT) como puede ser el apéndice, las amígdalas y las placas de Peyer.

El sistema está compuesto por **células** inmunes como macrófagos, monocitos, células plasmáticas, etc.... y **moléculas** como citoquinas, anticuerpos, receptores, sistema de complemento etc....

Circulación linfática y San Jiao.

Este punto es muy importante entenderlo. Como sabemos en Medicina China tenemos dos órganos, uno zang y otro fu, que según la tradición no tienen forma:

- Maestro Corazón
- San Jiao

Estos dos órganos son muy importantes, aún que no es aquí donde los vamos a desarrollar en profundidad, pues se escapa al cometido de este libro (si el lector quiere profundizar en esta teoría le recomiendo el trabajo: Acupuntura científica e Inmunología).

El Maestro corazón configura todas las fascias de nuestro organismo. Las fascias a su vez forman a través de la embriogénesis a los órganos y diferentes tejidos del organismo.

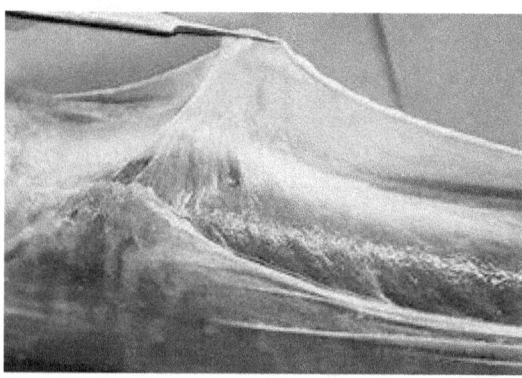

Como vemos en la fotografía anterior, las fascias crean huecos entre ellas y los órganos, así las células quedan en contacto con esos huecos. Esos huecos están llenos de líquido extracelular, generando los espacios de Pischinger o lo que es lo mismo: el San Jiao.

El San Jiao está compuesto por los huecos que forma las fascias (maestro corazón) generando así la dualidad yinyang zang/fu.

Este líquido intersticial será reabsorbido por el sistema linfático, que generara una red de canales por donde se filtrara todo este líquido, y donde nuestras células inmunológicas chequearán que todo este correcto. Es pues muy importante esta función del San Jiao en relación con el sistema inmune, pues el Tejido linfático forma parte de él.

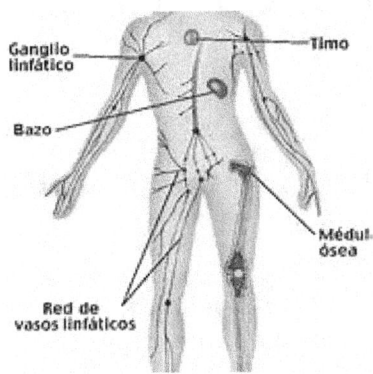

Y este sistema de vasos linfáticos se relaciona con todo el sistema de órganos, generando una red inmunológica.

En Medicina China podemos decir que el **sistema inmunológico adquirido** está compuesto por todos los zang y comandado por el San Jiao, por ser el quien los filtra y los comunica.

Los vasos linfáticos se encuentran al lado de los vasos sanguíneos.

- Corazón – Maestro Corazón – Vasos Sanguíneos
- Intestino – San Jiao   –   Vasos linfático (intersticio)

Como podemos observar los vasos sanguíneos sirven de bombas para mover la linfa a través de su sistema, al igual que el movimiento muscular.

Y gracias a los descubrimientos de la Psiconeuroinmunoendocrinología el sistema nervioso el inmunológico y el endocrino son un mismo sistema.

Juan Pablo Moltó Ripoll

Sabemos que la Acupuntura siempre actúa sobre un paquete neurovascular. Según las teorías del Dr. Tomas Alcocer, los meridianos son estructuras neurovasculares, sin embargo, creo que es aún más compleja que esta afirmación, desde mi punto de vista no se deberían denominar solo paquetes neuro-vasculares, sino más bien paquetes neuro-linfantivo-vasculares.

Paquete neurolinfaticovascular.

La acupuntura siempre trabajara sobre estos tres sistemas al mismo tiempo, es por ello por lo que la acupuntura actúa e influye sobre el sistema inmunológico.

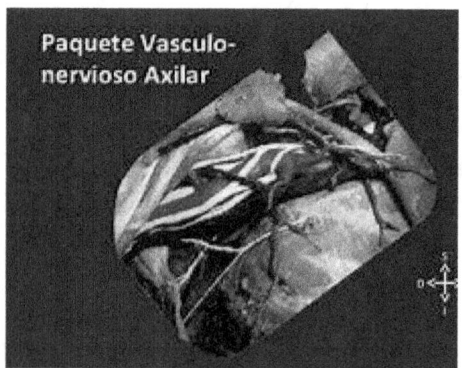

Antígeno y anticuerpo

Antígeno es cualquier molécula que entre en contacto con el sistema inmune. Podemos clasificarlos básicamente en dos:

- Inmunógenos
- Tolerógenos

Los inmunógenos son agentes externos al organismo y son capaces de desencadenar una respuesta inmune. Ej:

- Célula tumoral
- Fragmentos de células
- Bacterias
- Toxinas
- Y **virus.**

Los tolerógenos, en cambio, son sustancias propias o externas que son capaces de ser reconocidos por el sistema inmune sin desencadenar respuesta. Este fenómeno se conoce como tolerancia inmunológica y permite que el sistema inmune del individuo no reaccione contra sus propias células y contra ciertos antígenos alimentarios o bacterias saprófitas que formen parte de su microbiota.

En adelante nos referiremos genéricamente a los inmunógenos simplemente como "antígenos" y a los tolerógenos los mencionaremos directamente con este nombre o como "autoantígenos" en determinadas circunstancias.

Podemos decir que los **factores climáticos:**

- Calor
- Humedad
- Sequedad
- Frio
- Viento

Actúan como antígenos, despertando reacciones inmunológicas.

Un antígeno es una molécula compleja y no todo el antígeno "virus" se une al anticuerpo, la parte que se une se llama **determinante antigénico o "epítopo"** y la zona que se une al antígeno del anticuerpo se llama **"paratopo"** generando una alianza de conexión yinyang, una especie de llave de cerradura.

Juan Pablo Moltó Ripoll

El antígeno tiene una especie de cerradura epítopo y el anticuerpo una especie de llave paratopo, un yin donde introducir un yang, si esto se produce se abre la puerta de la reacción inmunológica.

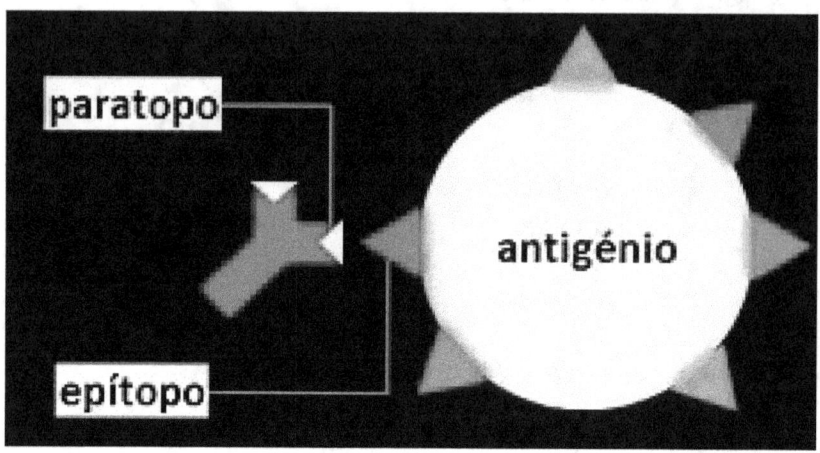

Tipos de respuesta inmune

Existen dos tipos de respuesta la natural, innata, inespecífica y adquirida, adaptativa, específica.

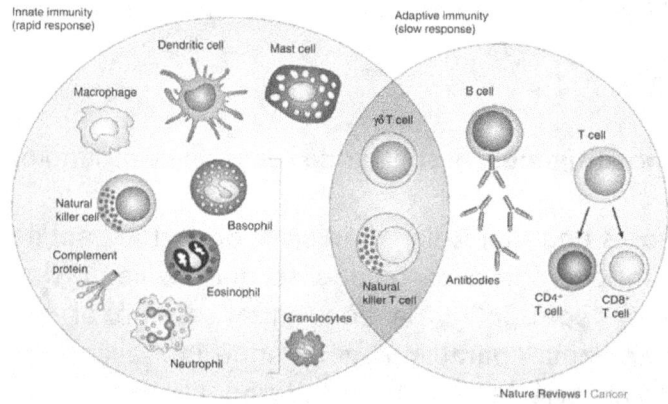

Empecemos por el natural

Sistema Inmune Natural

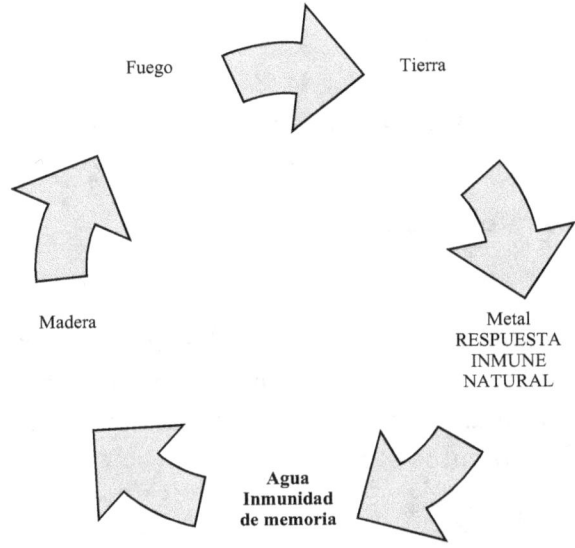

Formado por las barreras externas e interna, es por lo que se relaciona con el metal- Piel y mucosas.

En realidad, muchos textos señalan que la primera línea de defensa es la piel y la mucosa, la segunda es la respuesta inmune innata y la tercera la adaptativa. Nosotros en Medicina China asociamos a la primera y la segunda con el metal. Es una respuesta inespecífica, rápida y local.

Sus componentes principales:

- **Macrófagos**
- **Natural Killer**
- **Fiebre**
- **Inflamación**
- **Sistema de complemento**
- **Interferón (INF)**

Estas barreras están formadas por:

Las externas:

Físicas: Piel y mucosas (Territorio metal)

Químicas: secreciones, como la saliva, sudor, sebo, jugo gástrico, flujo vaginal, lagrimas etc.

Biológicas: En este caso, nos referimos al microbiota

Internas:

Cuando este factor patógeno ingresa, se activan las líneas de defensa interna, y es aquí donde ya se activan los demás elementos de la medicina china. (Agua, Madera ...) Y empiezan a actuar, macrófagos, linfocitos, anticuerpos, complementos etc.

Quien actúa en esta respuesta:

Macrófagos o **fagocitos:**

Son un grupo leucocitos o glóbulos blancos llamados: monocitos, neutrófilos, basófilos.

Son atraídos por los patógenos y los fagocitan. Luego, los engloban en organelas llamadas "lisosomas" obteniendo los antígenos, para luego presentárselos a los linfocitos, en lo que denominamos inmunidad adquirida. Allí los denominamos "células presentadoras de antígenos".

Célula natural Killer (NK):

Es un tipo específico de leucocito cuya función es reconocer células infectadas por **virus** o cancerosas.

Esto lo hacen a través de sus receptores de membrana, gracias a la presencia o ausencia del **complejo mayor de histocompatibilidad (MHC)**, si no lo presentan serán destruidas.

Los virus no lo tienen, y las cancerosas pueden perderlo, así que las NK les dan el "beso de la muerte" y estas se inducen el suicidio "apoptosis" o se lisan virus.

Fiebre:

Sin embargo, y esto es muy importante, el pulmón según la Medicina China controla el **WeiQi** (es decir nuestras defensas), en este sentido el metal controla la **termorregulación,** según la tradición la apertura y cierre de los poros, hoy sabemos que esto es la regulación de la temperatura, la termorregulación es el aumento de temperatura llevado a cabo por el metal y así neutralizando los patógenos que nos invaden. Esta en la primera línea de batalla.

> Pulmón → WeiQi → Termorregulación → Aumento Temperatura → neutralización patógenos de forma sistémica

Cuando subimos por encima de 38ºC, nuestros microbios lo pasaran mal, es una de las mejores medidas para eliminar los factores climáticos. Esto lo controla el hipotálamo.

> Pulmón → WeiQi → Hipotálamo → Aumento Tº

Inflamación:

Es una respuesta local e inespecífica, mediada por el metal y el WeiQi que circula por los meridianos tendinomusculares implicados.

Los 4 síntomas clásicos de la inflamación:
Signos cardinales. La medicina griega indicó que la inflamación se caracteriza por 4 síntomas: tumor, rubor, dolor y calor. Veremos a continuación que los cuatro indican que a la zona inflamada acude mucha más sangre de lo normal.

Tumor o hinchazón. Allá donde hay inflamación hay un tejido hinchado, aunque no necesariamente un tumor. En las contusiones aparece hinchazón, igual que un absceso que se inflama da lugar a un edema. Esto es así porque lo primero que provoca la inflamación es afluencia de líquido a la zona inflamada. El líquido aporta oxígeno, así como inmunoglobulinas y elementos que ayudarán a reparar el tejido afectado.

Rubor o enrojecimiento. El lugar afectado por la inflamación se enrojece. Cuando ocurre a nivel superficial podemos verlo, pero también sucede en órganos internos. El color más rojizo nos indica una mayor afluencia de sangre, elemento vital para reducir la inflamación.

Dolor. No hace falta decir mucho: los tejidos inflamados, machacados o debilitados duelen, y si hay edema (acumulación de líquido), molestan aún más.

Aumento de calor. La zona afectada está caliente porque el cuerpo necesita aumentar discretamente la temperatura para incrementar el metabolismo y poder reparar mejor.

La inflamación estará mediada por histamina, citoquinas, prostaglandinas, proteínas de fase aguda, etc....

Es curioso, pero debemos saber que la acupuntura va a generar justo una micro- inflamación.

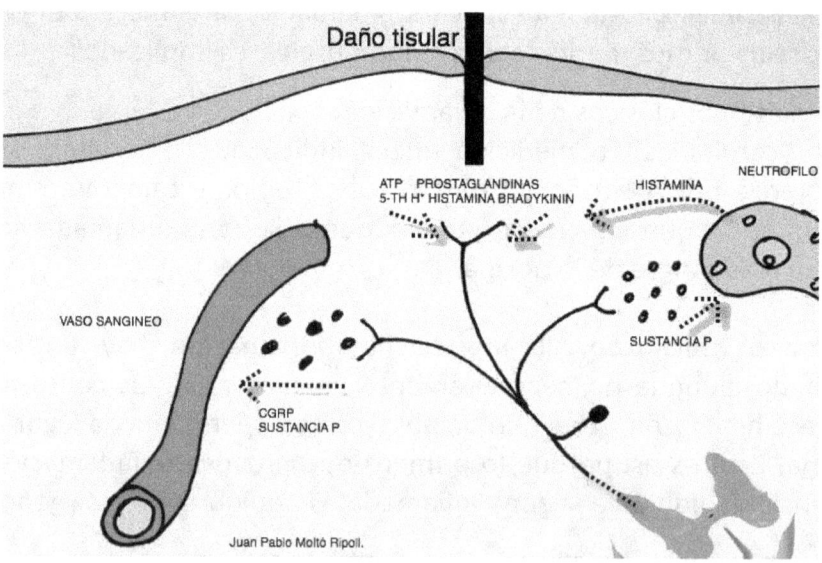

Sistema de complemento

Son proteínas plasmáticas generadas por el hígado y localmente por los macrófagos.

Su acción es destruir microorganismos y producir la inflamación.

En algunos casos el complemento se une a un anticuerpo que a su vez se une a un antígeno (vía clásica). Otras veces es directamente. También el sistema de complemento manda señales para activar o atraer células fagocíticas al lugar de la lesión.

Interferón INF:

Son glucoproteínas generadas por cualquier célula.

Los INF alfa e INF beta son sintetizados por la respuesta a una infección **vírica**.

Inhiben la replicación viral y degradan el ácido nucleico del virus, es decir su Jing.

También **destruyen las células infectadas por virus**.

Por otro lado, los interferones se unen las células adyacentes a las infectadas y aumentan su resistencia a ser infectadas.

Podemos entonces observar que en la reacción natural hay dos funciones importantísimas en la lucha contra los virus:

La Natural Killer y los Interferones.

Aunque las NK también están en la Inmunidad Adquirida voy a poner aquí un apartado completo sobre ellas, pues su importancia en la lucha contra los virus es importante.

Natural Killer NK

Las *Natural Killer* o NK son células citolíticas capaces de lisar, sin previa estimulación antigénica, células tumorales o infectadas por **virus.** Creo que en estas células hay mucho que investigar.

Los trabajos de Mabel NY[20] demostraron que la punción **diaria de 36E** durante 2 a 3 semanas activaban las **células NK**.

El efecto de la acupuntura sobre la actividad del sistema inmunológico de defensa del organismo ha sido comprobado y divulgado recientemente gracias a estos autores. La actividad de las células destructoras naturales (NK) en respuesta a la estimulación mediante acupuntura fue estudiada por primera vez en el laboratorio usando la prueba liberadora de cromo K562. Fueron estudiados cincuenta voluntarios y pacientes libres de enfermedades en el sistema inmunitario. Los resultados muestran que la estipulación mediante electroacupuntura con electrodos superficiales (estimulación eléctrica transcutánea) que incluya al menos el punto de acupuntura E-36 (Zusanli), diariamente durante una a dos semanas, aumentaba significativamente la actividad natural de las células destructoras. Los resultados mostraban que la actividad NK tras el tratamiento mediante acupuntura en los voluntarios de Hong Kong se había incrementado significativamente($P<0.05$). Sin embargo, cuando las muestras de sangre tomadas de la ciudad limítrofe, Shenzhen, fueron probadas tras ocho horas de transporte, se encontró que no había diferencias entre la actividad NK antes y después del tratamiento con acupuntura eléctrica. Cuando se añadía cimetidina a las células NK en las pruebas de citotoxicidad (maestra de Shenzhen), la actividad de las células NK mejoraba significativamente después del tratamiento con acupuntura, alcanzando alrededor de un 50% por encima del valor inicial ($P<0.05$). Es sabido que la cimetidina bloquea el receptor H2 en las células T supresores (Ts), y al inhibir la función de las Ts puede incrementar indirectamente la citotoxicidad in vitro de las células NK y así, revela el efecto estimulante y modulador de la acupuntura.

Siguiendo con la evidencia encontrada con el 36E, se ha demostrado también una acción sobre las células NK. Son activadas por la punción del 36E, diariamente durante 2 o 3 semanas. Las encefalinas LEK y MEK (aumentadas tras la acupuntura) mejoran la actividad de las NK.

El superóxido dismutasa (SOD) está implicado en el mecanismo de la actividad destructiva de las NK[21].

Por otro lado, Kim et al. (2005)[22] demostró que la punción del 36E incrementa la expresión del mRNA de codificación para CD94, sugiriendo así el índice de unión de CD94 a NKG2C para incrementar la actividad de las NK. Es por ello por lo que en el departamento de PNA oncológica siempre se puntura este punto, independientemente del tumor que se trate. Por otro lado, Conforti[23] señala que las encefalinas aumentan la actividad de las células NK, y resalta la importancia de la acupuntura en este campo. Qiu X. y cols[24] en 1998 demostraron que la moxibustión en el 8VC en ratones portadores de tumores ascíticos aumentaba el nivel de IL-2, IL-12 y células NK, siendo esto de gran importancia en la lucha de la inmunidad frente a tumores.

Según el equipo de Stites D.S. y cols.[25], la interleucina IL-2 apoya el crecimiento de las células T normales en cultivo, por ello se llama factor de crecimiento de la célula T. Es decir, su función esencial es estimular la producción de citoquinas por parte de las células B y T, macrófagos y células NK. La IL-12 se produce generalmente por las células B y macrófagos, facilitando la proliferación de linfocitos T y células NK. Además, afirman que aumenta la capacidad destructora de las células NK, y en forma sinérgica con IL-2 promueve las respuestas de las células T citotóxicas. Andrea M. Mato (2005) señala en su libro de PINE que la IL-2 es el factor de crecimiento para las células T, B y NK y la IL-12 incrementa la síntesis de INF gamma por estimulación de T y NK. Señala también que la administración de IL-12 destruye células del neuroblastoma, tras inducir apoptosis e induce a citotoxicidad en células tumorales.

Por otro lado, en la Universidad de Medicina de Huaxi[26], China, se observó cómo la acupuntura modificaba la actividad de las IL-2 y la inmunoactividad de las células NK en sangre periférica en pacientes con cáncer. Se usó el método randomizado de doble ciego. En los pacientes con acupuntura se usó el 36E, 11IG, 6R y localizaciones de puntos sintomáticos bilaterales. Los resultados demostraron que los niveles del IL-2 y NK eran menores que los normales en este tipo de pacientes, pero hubo un incremento significativo en el grupo acupuntural luego de 10 días de tratamiento.

Kim et al. (2005)[27], mediante análisis de microarreglos estudió el efecto de la electroacupuntura sobre la expresión de los genes relacionados con el incremento en la actividad de las células NK.

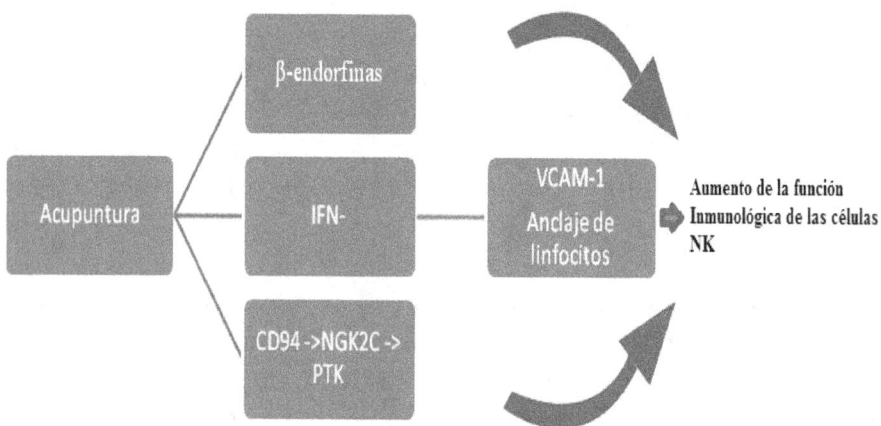

Aquí se expresan los mecanismos involucrados en el efecto que realiza la acupuntura a la hora de inducir la expresión de ciertos genes y estos activar la expresión de las células NK. La acupuntura incrementa la β-endorfina e induce a la expresión de genes como el CD94, que se une a NGK2C para el incremento de la actividad de las células NK vía las proteincinasa de tirosinas PTK. Por otro lado, induce la secreción de Interferon-Y, el cual induce la expresión de VCAM para así favorecer el anclaje de los linfocitos y la función inmunológica.

Otros autores señalan que el incremento de la actividad de las células NK es debido a que la electroacupuntura actúa por activación del área hipotalámica lateral. (Choi et al. 2002)[28]. La conclusión es: siguiendo esta vía de investigación, la acupuntura es un arma para tener muy presente en la serie linfocítica. En el Departamento de Hematología de la Universidad de Southampton se estimuló a sujetos sanos con acupuntura durante una investigación del Dr Ding[29]. El resultado fue que la acupuntura activó los linfocitos circulantes en todos los sujetos experimentales a excepción de uno.

La reacción natural

Después de haber presentado a los protagonistas vamos a señalar cómo se lleva a cabo toda esta respuesta.

Lo primero que vamos a tener en la lucha contra los virus van a ser ciertas células inmunológicas y ciertas sustancias químicas.

Los macrófagos serán los primeros en actuar, son los primeros en devorar todo lo extraño y activar las respuestas de alarma.

Macrófagos primera reacción y acupuntura

Sabemos gracias a los trabajos de Min S.Y.[30] que la electroacupuntura y la moxibustión en el **punto 14DM** pueden aumentar la actividad fagocítica del sistema reticuloendoterial en ratones (recuerden, el SRE ahora se llama SFM). Caiyi Z. et al.[31], también en ratas y con la misma técnica, observó un aumento de la actividad fagocitaria en hígado, bazo y cavidad peritoneal.

El equipo de O´Connor y por otro lado el equipo de Hashimoto (ya citados en la bibliografía) en sus trabajos experimentales demostraron que la moxibustión en el 36E y 14DM en conejos producía un aumento de la fagocitosis leucocitaria y de los neutrófilos. Además, Hashimoto afirma que la moxibustión en el 14DM produce aumento de la actividad leucocitaria de los mononucleares bajo inyección de carbón coloidal. Con la repetición del estímulo se obtiene una mejor respuesta, es decir, más elevada y de mayor duración. Por otro lado, y sumando otro punto a los más usados, el equipo de Chao[32] informó de que la punción diaria de los puntos **14DM y 3V** producía un aumento del índice fagocitario en ratas, alcanzando valores máximos al séptimo día. Señalaron que la *estimulación ligera* era mejor que la intensa, y que dos veces por día era mejor que una (Cui Meng, 1993). Además, ya hemos citado los estudios de experimentales del Instituto de Investigación sobre Medicina China de Shenxi; allí se encontró que 36E y 14D en conejos producen un aumento de atropina en sangre y de la fagocitosis de los leucocitos.

El 36E (Zusanli) y el 4H (Zhongfeng) en una persona sana aumentan la capacidad fagocitaria (pero no el número) con respecto a los estafilococos áureos, aumentado una o dos veces (tras aplicar sólo moxibustión aumenta la mitad) con valores más elevados 24 horas después de la punción. Este tiempo es variable según los diferentes trabajos experimentales[33]. Otros autores refieren un aumento del poder bactericida del plasma en un 70% después de la tercera hora. La actividad fagocitaria del sistema retículoendotelial del hígado aumenta en un 46% al sexto día y en un 63% al doceavo día tras la acupuntura. También se detecta un aumento de la movilidad de macrófagos y neutrófilos, con aumento de los pseudópodos[34].

El Dr. Mei Fang Chea del Instituto de Artes Curativas Orientales de Long Beach (California), en un trabajo dedicado a la fitoterapia pero que se extiende a la acupuntura, concluye: «La acupuntura también facilita las reacciones inmunológicas y la fagocitosis del SRE, con lo que se demuestra su utilidad para casos específicos».

Me gustaría señalar una contradicción que he encontrado en dos trabajos. Por un lado, el equipo de Chao afirma que la punción en el 14DM y 3V es mejor ligera que fuerte, sin embargo, la Facultad de Medicina Tradicional de Shanghai resalta que la profundidad de la punción parece ser importante, según demuestran experimentos realizados: la punción en 36E ,23V 18V, 19V estimulaba la fagocitosis a condición de que la penetración fuera profunda, especialmente en el 14Dm. Como vemos, aquí hay que seguir trabajando pues no hay acuerdo, si bien yo estoy más con el equipo del Dr. Chao. En mi experiencia como clínico siempre opté por estimulaciones ligeras, a no ser que mis intenciones fueran más relacionadas con el dolor.

A continuación, reseñamos los puntos que más evidencia han demostrado en la fagocitosis.

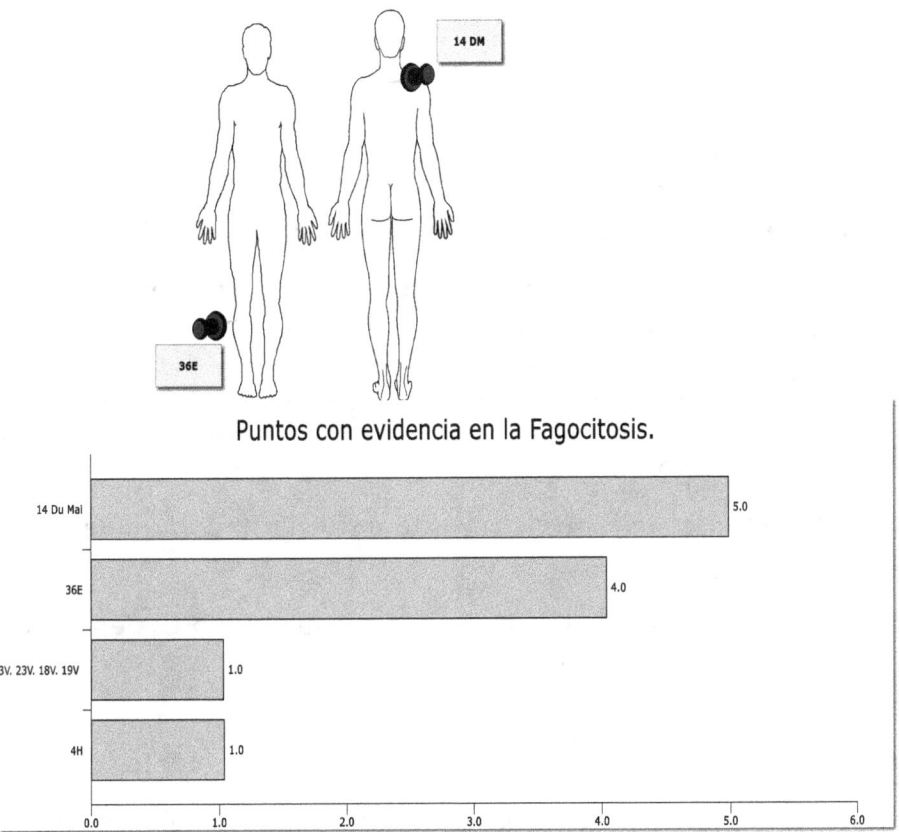

Puntos con evidencia en la Fagocitosis.

Como vemos, la acupuntura tiene un marcado aumento sobre la capacidad fagocitaria.

Podemos pues concluir que para la primera fase del tratamiento en pacientes atacados por virus será el estímulo eficiente de 36E y 14DM.

Sistemas químicos

Encontramos al **sistema de complemento**, que son auténticas bombas químicas en la lucha contra los virus.

Interferón.

Cuando una célula detecta que está infectada, activa la síntesis de interferón. Este bloquea la síntesis de elementos virales y provoca la apoptosis de la célula. Es decir, el interferón aprieta el botón **"off"**.

Por otro lado, también el interferón sale de la célula y comunica con las siguientes células "próximas" para que estas se preparen para la infección y se hagan mucho más resistentes.

Sin embargo, los virus a veces van más deprisa que el interferón y esto es un problema.

Luego la respuesta del interferón esta de algún modo influenciada por:

La edad, como vemos en el COV-19 los pacientes mayores tienen más problemas, es posible que aquí tenga algo que ver.

La impronta genética, es decir, hay sujetos más competentes en este sentido que otros. En este caso su interferón es más potente.

Sobre el interferón y la acupuntura encontré un trabajo del Dr. A. Embid donde se define el **4IG** como punto con actividad en esta molécula.

Conclusión

Como puntos coadyuvantes en la fase natural tenemos:

- 14DM
- 36E
- 4IG

Medicina China y Virus

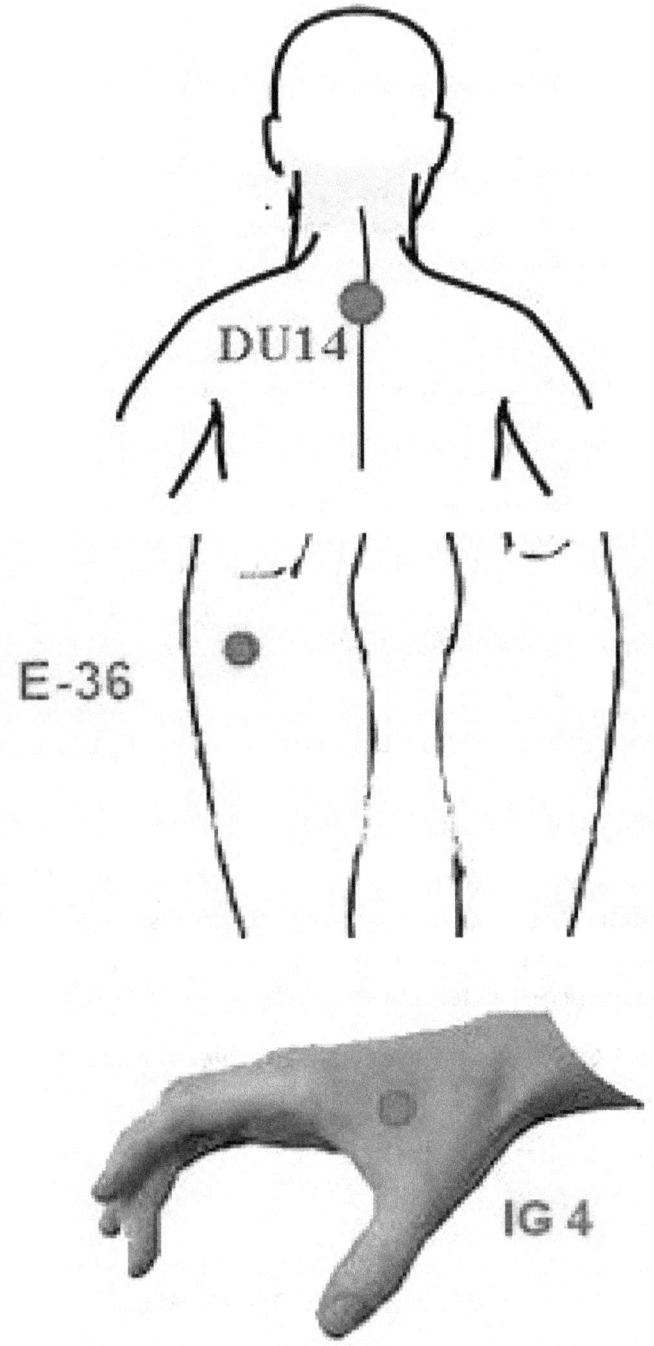

Respuesta inmune adquirida

Esté sistema solo actuara en relación con la activación por un antígeno que lo estímulo.

Dos tipos:

- Humoral → Mediada por anticuerpos
- Celular → linfocitos B y T.

Además, podemos diferenciar entre:

Primaria: tras el primer contacto con el antígeno. Es lenta ya que necesita un largo periodo para que los linfocitos B se diferencien y formen células plasmáticas productoras de anticuerpos. En ella predomina los Ig M

Secundaria: sucede en los sucesivos encuentros con el antígeno, es más rápida debido a que los linfocitos con memoria ya están formados, en ella predomina los Ig G.

Esta defensa es más lenta que la innata que es inmediata. Lo primero será estudiar al enemigo, es decir, nuestro sistema inmune tendrá que analizar la estructura de este, para poder desarrollar un armamento en consecuencia.

En este sentido crear una especie de misiles (anticuerpos), y entrenar a las fuerzas especiales (linfocitos).

Y todo esto será gracias a las células:

Células presentadoras de antígenos.

Las **células presentadoras de antígeno** (**APC** en inglés) son un grupo diverso de células del **sistema inmunitario** cuya función es la de captar, procesar y **presentar** moléculas **antigénicas** sobre sus membranas para que sean reconocidos, en especial por **linfocitos T**.

El resultado de la interacción entre una CPA y un linfocito T inicia las respuestas inmunitarias antigénicas.

Tipos de CPA:

1. **Célula dendrítica**. Son miembros del armamento celular del sistema inmune, las cuales poseen características prolongaciones citoplasmáticas repletas de receptores antigénicos. Se encuentran en los órganos linfáticos, en el **epitelio** de la piel y la **mucosa** del **aparato digestivo** y **respiratorio**[35].

2. **Macrófagos**. Son células **fagocitarias** por excelencia, por lo que principalmente presentan antígenos procesados de microbios. Tiene la peculiaridad de producir receptores co-estimuladores para linfocitos T cuando entran en contacto con el **lipopolisacárido** de ciertas bacterias. Pueden también producir interacción de CD40 con su ligando CD40L.

3. **Células B**. Reconocen antígenos por medio de su principal receptor, la inmunoglobulina de membrana **BCR**. Fagocitan el complejo antígeno: BCR y presentan el antígeno a **linfocitos T cooperadores** por medio del Complejo mayor de histocompatibilidad **(MHC-II)**.[36] Son sensibles a la estimulación de **citocinas**, como la **IL-4**.

4. **Células endoteliales**. A pesar de no ser procesadora de antígeno profesionales, en el humano expresan exclusivamente MHC-II y presentan antígenos a linfocitos T circulantes en la sangre o adheridas al **endotelio** vascular contribuyendo al reclutamiento de linfocitos a los focos de infección.

5. **Células epiteliales del timo**. Al igual que las células endoteliales, presentan antígeno en función del MHC-II a los **timocitos**, los cuales son células T inmaduras, como parte de la **selección negativa** típicas del **timo**.

6. **CPA para linfocitos T CD8**. Cualquier célula del organismo puede presentar antígeno a los **Linfocitos T citotóxicos** o CD8+ por razón de que todas las células nucleadas del cuerpo presentan en su superficie el **MHC-I**. Los CD8 solo reconocen antígenos foráneos presentados sobre MCH-I, los cuales provienen de producción endógena, tal como es el caso de los antígenos **virales** y proteínas mutantes de células **tumorales**.

Estas células CPA presentan las piezas del virus a los linfocitos, se analizan estos y se designan los linfocitos mejor preparados para este tipo de antígeno presentado. Estas células seleccionadas empiezan a clonarse para generar millones, y así hacer frente al virus.

El problema es que para construir el ejército de clones se lleva tiempo, aproximadamente 10 días.

Este es un punto importante, los **interferones** deben de aguantar el ataque hasta que los clones estén preparados.

Es por ello lo importante siempre de en la fase aguda de cualquier infección anticipar y mejorar la respuesta con los puntos

- 14DM
- 36E
- 4IG

En la fase presente actúan las células T y B.

Las células B lanzan misiles, en este caso anticuerpos y las T atacan cuerpo a cuerpo.

Linfocitos B. Defensa humoral. Los anticuerpos.

La defensa humoral está encabezada por las inmunoglobulinas o anticuerpos. **Los anticuerpos (Ac)** son glucoproteínas plasmáticas globulares. Son moléculas sintetizadas por los **linfocitos B,** y actúan específicamente sobre el antígeno que los activó. Sabemos que existen una gran variedad de antígenos es por ello por lo que también existen una gran variedad de anticuerpos. Esta variedad se debe a la mutación de los genes que codifican la región V, (es decir el dominio variable del anticuerpo, donde el anticuerpo se une al antígeno). El proceso de mutación está muy controlado y regulado, de forma que **cada linfocito B sintetiza un tipo determinado de anticuerpo.**

Movimiento agua y linfocitos B

Es por ello por lo que los linfocitos B, en Medicina China los asociamos al agua. Son lo que tienen memoria, aunque cada uno se puede asociar a una fase determinada de la medicina china.

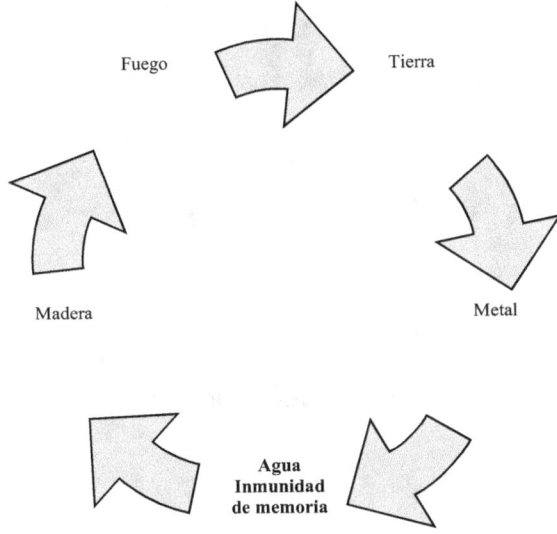

Los anticuerpos utilizan tres técnicas de ataque:

Neutralización:

Impide que los patógenos entren en las células

Opsonización:

Estimula la eliminación de un patógeno por células inmunes, revisten al antígeno y así otras células lo destruyen

Lisis:

Destruyen el patógeno, al activar otras vías como el complemento.

Tipo de Anticuerpos.

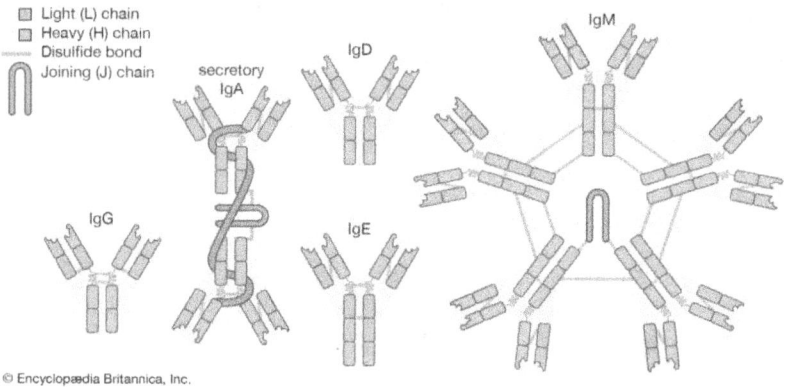

Inmunoglobulinas A. IgA:

Estas se encuentran en las mucosas, nos defienden ante patógenos. Son los más importante de la inmunidad nos defienden de los virus en las primeras entradas.

Están asociados al metal.

Inmunoglobulinas D. IgD:

Estas están en baja cantidad, es un receptor de membrana de los linfocitos B.

Están asociados al Agua.

Inmunoglobulinas E. IgE:

Muy asociados a las reacciones alérgicas, desencadenan la liberación de histamina por mastocitos y basófilos, también actúan sobre los parásitos.

Están asociados a la Madera.

Inmunoglobulinas M. IgM:

Es el que se libera al primer contacto con el antígeno, suele estar en la membrana de los linfocitos, o en forma molecular.

Eliminan los antígenos en la reacción temprana, hasta que ya hay bastantes Ig G

Están asociados a la Tierra.

Inmunoglobulinas G. IgG:

Se producen por varias asociaciones al mismo antígeno. Por otro lado, son los únicos que se trasmite de madre a hijo. Se activan después que las IgM. Están asociados al fuego.

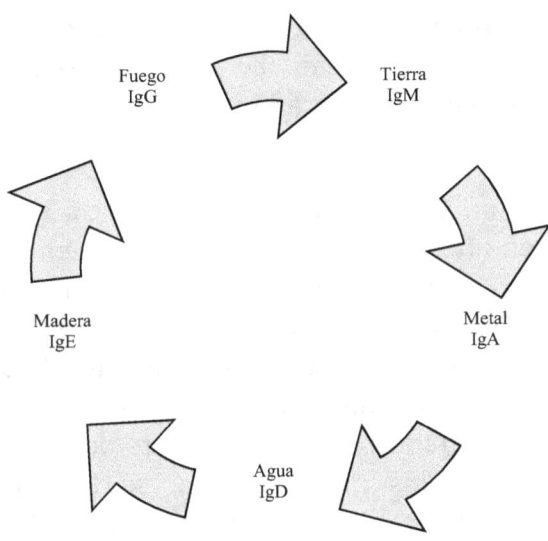

Es la principal defensa ante antígenos solubles, los misiles.
La diferenciación y proliferación de estas células a células plasmáticas liberadoras de anticuerpos específicos requiere la participación de una subpoblación de los linfocitos T (Linfocitos T *Helper*. Variedad de linfocitos T que colaboran con los linfocitos B en la producción de

anticuerpos y con los otros linfocitos T en la inmunidad celular de forma sinérgica). Hay estudios que señalan un aumento del número y la actividad de los linfocitos T *Helper*, utilizando los **36 E y el 4 IG** en pacientes humanos. Con respecto a los anticuerpos, los autores Chu y Affronti en 1975[37] concluyeron que el **36E y 11IG** eran puntos incluso superiores en la producción de anticuerpos que el 14Dm, pues aumentaba el título de anticuerpos en conejos y cerdos de Guinea sensibilizados.

Los linfocitos B en su membrana poseen muchas moléculas que en general se llaman receptor de los linfocitos B (*B cell receptor*, BcR). La generación de linfocitos B maduros y la consiguiente adquisición de BcR tiene lugar a partir de precursores del linaje B denominados linfocitos pro-B. Los linfocitos pro-B derivan de células hematopoyéticas pluripotenciales que se localizan en el hígado del feto durante las etapas tempranas de la gestación. Estas células hematopoyéticas pluripotenciales colonizan la médula ósea, y durante el resto de la vida postnatal este será el sitio donde estarán localizadas.

Me gustaría ahora señalar el un trabajo que hace referencia a los linfocitos B que sabemos viven unos días, sin embargo, si encuentran un antígeno complementario a su receptor, sufren una serie de trasformaciones que culminan en la diferenciación celular plasmática secretora de inmunoglobulinas, dando origen a los linfocitos B de memoria. En la Neumoconiosis de los mineros hay un estudio que hace referencia al punto 14Dm tratado con moxa, durante dos veces al día durante una hora todos los días. Además, se les hizo moxibustión durante media hora en los demás puntos: 14Dm, 13V,43V, 17Sj, 36E y puntos auxiliares (puntos Ashi). El tratamiento se administró durante un mes, y durante el siguiente mes los pacientes siguieron haciéndoselo por sí mismos. Los resultados muestran una mejoría clínica, disminución de IgA, aumento de IgG y C3 ($P < 0.05$-0.001), aunque los autores reconocen que la modificación de la capacidad vital pulmonar no fue significativa.

En otro trabajo podemos observar aumento de la tasa de anticuerpos, inmunoglobulinas: beta globulinas, gamma globulinas, IgA, IgG, IgM
- Acción sobre la opsonina.
- Aumento de la tasa de opsonina.
- Aumento de la actividad opsoninocitofágica.
- Aumento de las tasas de aglutininas y hemolisinas.

En conejos y en ratas a los que se les había inyectado un antígeno (albúmina de suero bovino en una solución) hay un aumento (al doble) de la tasa de anticuerpos en los ganglios linfáticos a los 8 días, tras estimulación con electroacupuntura (1,5-2 volt. y 3 Hz.). Otros trabajos describen un aumento en perros, con acupuntura diaria, de la tasa de anticuerpos a partir de la primera semana, con una tasa máxima tras 18-20 días. Los puntos utilizados fueron 36E (-) y Panggu (+) durante 30 mn.

Comparado con el grupo de control, se describe también un aumento de neutrófilos y una disminución de linfocitos, aumento de plasmocitos en médula.

La moxibustión auricular aumenta de forma significativa la tasa de anticuerpos en trabajos experimentales realizados con toxina de cobra y la numeración leucocitaria periférica utilizando los puntos auriculares del bazo y calor.
En los estudios clínicos con pacientes en general, se ha demostrado que la tasa de inmunoglobulinas aumenta a partir de la primera semana de tratamiento[38].

El Dr. Onura, de la Fundación de Investigaciones Cardiológicas de Nueva York, refiere aumentos de IgG y linfocitos por acupuntura. Otros autores constatan un aumento significativo de las IgG, en sujetos sanos, con láser HN y acupuntura en el 36 E. El aumento de gammaglobulina aparece tres días después para volver a la normalidad en una semana.

Conclusión como puntos destacados en la respuesta de los anticuerpos:

- **36E**
- **11IG**

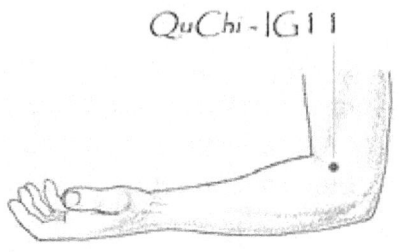

En los trabajos del Dr. A Embid tenemos que:

- Inmunidad humoral en general: 14DM

- Anticuerpos: 14DM, 25E, 37E, 36E, 4GI, 39VB, 27E, 23V.

- Inmunoglobulinas: E36, 20DM, 4RM, E25, E37.

- Formación de linfocitos B: 4RM.
  • Linfocitos NK: 36E.
  • Linfocitos T y B: 14DM, E36, V20 36E, MC6, 3H, C7, P9, RP6, V43.

Linfocitos T. Defensa celular.

Recordemos que su diferenciación y maduración se da en el timo. Esto lo sabemos gracias a determinadas inmunodeficiencias que se manifiestan cuando el sujeto carece de este de forma congénita (síndrome de George); no obstante, se sabe que en humanos donde el timo es disfuncional existen células T funcionales, por ello se deduce que existen mecanismos de maduración extratímicos (piel, mucosa intestinal). Se sospecha que la maduración extratímica se manifiesta sobre todo en la edad adulta, compensado así la atrofia de este.

Dentro del timo tenemos tres grandes grupos de timocitos. Los inmaduros CD4$^-$CD8$^-$, son alrededor del <5%, también llamados timocitos doble negativo. Luego están los de madurez intermedia, CD4$^+$CD8$^+$, o timocitos doble positivo >80%, luego tenemos, CD4$^+$CD8$^-$ CD4$^-$CD8$^+$ que se localizan en la médula tímica. Estas últimas les darán a los linfocitos sus características concretas, haciendo que sean efectores o reguladores de la respuesta inmunitaria. Los linfocitos CD4 reconocen antígenos en combinación con MCH de clase II e incluyen a los linfocitos denominados cooperadores (Th). Estos, una vez activados, secretan factores de crecimiento, activación y maduración para los linfocitos B y otras células del SI. Los linfocitos **CD8$^+$ reconocen antígenos en el contexto de moléculas de MHC de clase I y son la principal población de linfocitos citotóxicos (Tc). Son los principales encargados de destruir las células infectadas por virus.**

Un tercer tipo de linfocitos carentes de marcadores de linfocitos T o B son los linfocitos NK ya descritos anteriormente.

Puntos indicados:

- Acción general: E36, V23-25-28.
- Acción bactericida plasmática: 25-37E, V23, ISV, 19V, PC14.
- Neutrófilos: lIG, 11IG-36E-4GI-14DM
- Leucocitos (incremento): E36, V32, V33, V34, lIG, 4GI-39VB, 6R.
- Formación de linfocitos NK: 36E.

Una vez hemos generado estas respuestas nuestro sistema ya tendrá **Memoria.**

Apoyo de localización de puntos citados.

Juan Pablo Moltó Ripoll

Meridiano vejiga:

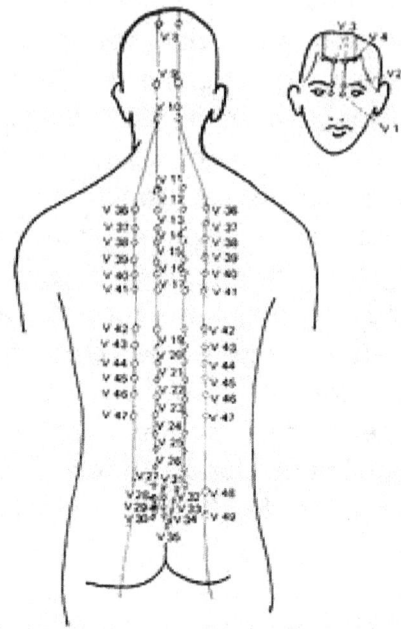

Meridiano Du Mai.

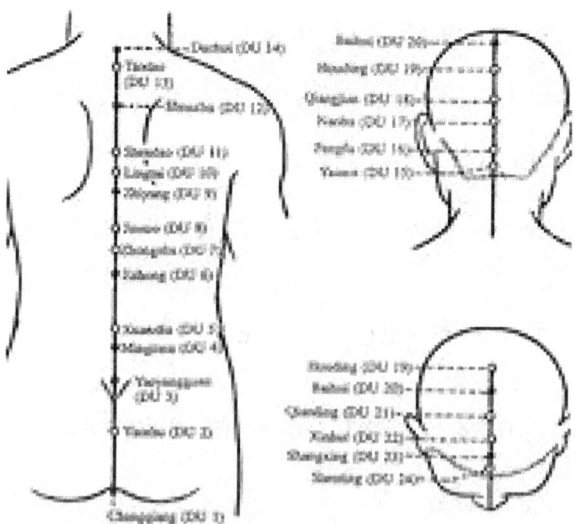

Meridiano Vesícula Biliar.

Medicina China y Virus

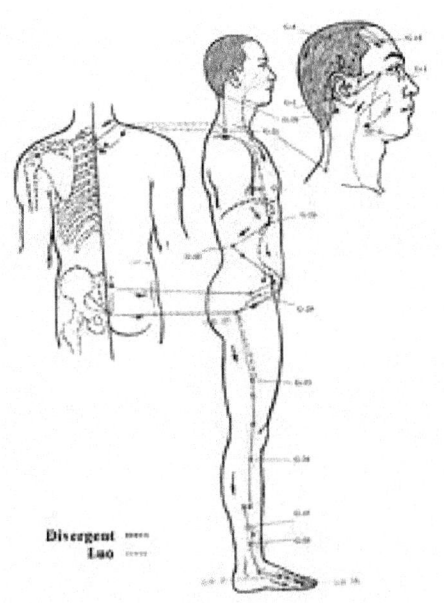

Meridiano Bazo.

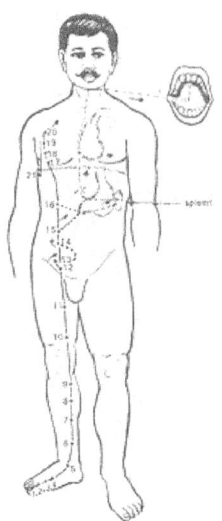

Meridiano Hígado.

Juan Pablo Moltó Ripoll

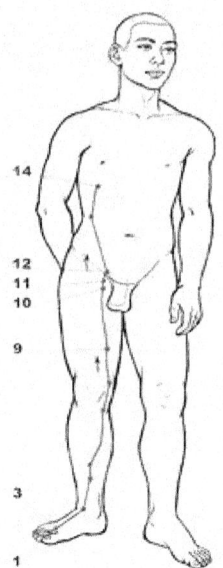

Meridiano riñón.

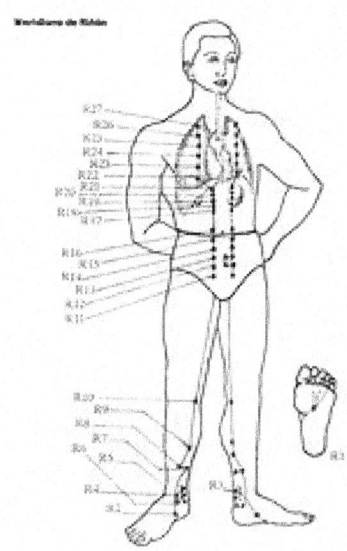

Capítulo. 5 COVID-19

Según la OMS: Los coronavirus son una extensa familia de virus que pueden causar enfermedades tanto en animales como en humanos. En los humanos, se sabe que varios coronavirus causan infecciones respiratorias que pueden ir desde el resfriado común hasta enfermedades más graves como el síndrome respiratorio de Oriente Medio (MERS) y el síndrome respiratorio agudo severo (SRAS). El coronavirus que se ha descubierto más recientemente causa la enfermedad por coronavirus COVID-19.

¿Qué es la COVID-19?

La COVID-19 es la enfermedad infecciosa causada por el coronavirus que se ha descubierto más recientemente. Tanto este nuevo virus como la enfermedad que provoca eran desconocidos antes de que estallara el brote en Wuhan (China) en diciembre de 2019. Actualmente la COVID-19 es una pandemia que afecta a muchos países de todo el mundo. (2021)

Vamos a centrarnos ahora sobre el virus Sars-CoV-2 que manifiesta la enfermedad llamada COVID-19. Sabemos que es una enfermedad infecciosa, la Medicina china las clasifica como: enfermedades "epidémicas".

Presentando los siguientes síntomas:

Atendiendo a los criterios de la OMS: Los síntomas más habituales de la COVID-19 **son la fiebre, la tos seca y el cansancio**. Otros síntomas menos frecuentes que afectan a algunos pacientes son **los dolores y**

molestias, la congestión nasal, el dolor de cabeza, la conjuntivitis, el dolor de garganta, la diarrea, la pérdida del gusto o el olfato y las erupciones cutáneas o cambios de color en los dedos de las manos o los pies. Estos síntomas suelen ser leves y comienzan gradualmente. Algunas de las personas infectadas solo presentan síntomas levísimos.

La mayoría de las personas (alrededor del 80%) se recuperan de la enfermedad sin necesidad de tratamiento hospitalario. Alrededor de 1 de cada 5 personas que contraen la COVID-19 acaba presentando un cuadro grave y experimenta dificultades para respirar. Las **personas mayores** y las que padecen **afecciones médicas previas** como hipertensión arterial, problemas cardiacos o pulmonares, diabetes o cáncer tienen más probabilidades de **presentar cuadros graves.** Sin embargo, cualquier persona puede contraer la COVID-19 y caer gravemente enferma.

Como podemos ver este virus ataca sobre todo al metal: Tos, cansancio, fiebre.

Empieza como un ataque de viento-frío al Taiyang.

Sabemos que la Medicina china lleva mucha experiencia en la lucha contra las epidemias, como hemos visto en este trabajo.

Como sabemos la Acupuntura científica y la moxibustión pueden regular el sistema inmunitario y actuar contra la inflamación y la infección.

Sin embargo, a veces se puede complicar con una neumonía que puede ser letal.

Este síndrome TAI YANG afecta a las zonas altas del aparato respiratorio: faringe fosas nasales y boca: Por lo general se puede identificar como un ataque **viento-frío.** Si este viento-frio no se vence puede afectar a nuestros neumocitos, esto sucede menos gente, pues el 80% de las personas solo refieren un síndrome Bi viento-frio.

En otras personas se produce una transformación de calor en pulmones, generando una neumonía, y es aquí donde en sujetos con:

a) Enfermedades como diabetes, HTA, obesidad
b) Personas mayores
c) Inmunodeprimidos

Por tener un WeiQi deficiente pueden infectarse con otras bacterias oportunistas y genera una infección mayor y más grave.

Tormenta de citoquinas

En algunas personas se complica todo esto, y el sistema inmunológico empeora el cuadro en vez de ayudar, se genera un descontrol de este.

José Alcamí, investigador en el **Instituto de Salud Carlos III** (Isciii)[39] explica que nuestro **sistema inmunológico** se puede concebir como una especie de ejército, una **fuerza armada que lucha contra los microbios** que nos invaden. "Dentro de los mecanismos de nuestro cuerpo hay unas sustancias solubles que producen las células, las **citoquinas o citocinas**. Son como granadas o proyectiles que localizan células infectadas y las destruyen de una manera selectiva".

Según el autor sin saber muy bien por que el **virus provoca un daño por infección, directa o indirecta, de las células endoteliales,** que son las que forman los vasos sanguíneos que están en los pulmones. Cuando éstas se dañan terminan provocando alteraciones en la coagulación, **trombosis** y hemorragias. Es por ello por lo que recomendamos **el uso de 9P** en los pacientes COVID-19.

Punto maestro sobre las venas y arterias.

Juan Pablo Moltó Ripoll

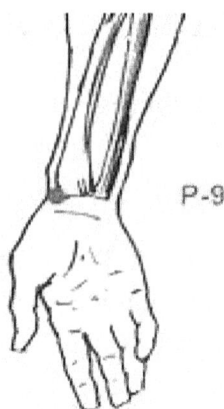

"Lo que probablemente está ocurriendo es que el coronavirus infecta las células del pulmón produciendo **neumonía**, pero también daños en estas **células de los vasos sanguíneos**. Esto desencadena una cascada de acontecimientos que va a originar **niveles elevadísimos de determinadas citoquinas** que no sólo generarán daños en el pulmón, sino en todo el organismo", concreta Alcamí.

Es por este motivo que el 9P puede ser un punto decisivo en el control de la tormenta de citoquinas.

Según el autor de este artículo: Todavía **no se sabe por qué hay personas que no desarrollan este cuadro grave**. "Se ve más a menudo en personas mayores, pacientes **obesos**, con **diabetes** o con **hipertensión**". Y termina provocando daños importantes en los pulmones, los riñones y el corazón. "La infección por coronavirus deja de ser una enfermedad local del aparato respiratorio y se transforma en una **enfermedad sistémica que afecta a todo el organismo**", añade el investigador.

Marta Marín, adjunta de Neumología de la **Clínica Universidad de Navarra**, comenta que en muchos de los pacientes de COVID-19 que han tratado con estos cuadros graves se han dado ciertos **parámetros elevados al hacer análisis de sangre**. "La **interleuquina 6 (IL-6)** es uno de los más característicos", es por este motivo por el cual debemos de ver que puede hacer la acupuntura paramodular esta citoquina que se dispara.

IL-6.

En este sentido podemos ver trabajos como los de Daniel Cuauhtemoc G.M. (2010), y su trabajo "La respuesta inflamatoria medida a través de la cuantificación de citocinas pro-inflamatorias (TNFα, IL-1, **IL-6**) en pacientes tratados con E-A post-lumbalgia". Se plantea la pregunta:

¿El efecto de la electroacupuntura se relaciona con la disminución de citocinas proinflamatorias?

Ustedes saben que en la lucha contra el COVID-19 la investigación farmacéutica busca desesperadamente fármacos que puedan tener una acción sobre el virus que genera la enfermedad, estos fármacos no están pensados para ese virus en concreto, pero se busca encontrar algún fármaco que pueda tener una acción aceptable para la lucha contra virus hasta que se generen antivirales mejores y más específicos. Algo así pasa con la acupuntura, podemos buscar papers que señalen acciones sobre moléculas que buscamos modular, aunque no sean las mejores formulas seguramente, sí que tienen una acción sobre lo que buscamos.

En el trabajo del Dr. Chen J et al. del 2002, se utilizan los puntos 11IG, 5SJ 4IG 36E 10B 60V 23V 17V 10B 6RM en pacientes con neuropatía diabética, que fue evaluada a través de la hormona adenocorticotrópica, cortisol, TNFα, **IL-6,** tasa de agregación plaquetaria, fibrinógeno, tiempo de protrombina y glucosa en ayunas. En este estudio el grupo de pacientes diabéticos fue tratado con hipoglucemiantes orales y se comparó con otro grupo, tratado con acupuntura en dichos puntos. Los resultados indicaron que los niveles de ACTH, cortisol, TNF-α, **IL-6,** la tasa de agregación plaquetaria, nivel de fibrinógeno y de glucosa en ayunas *disminuyeron* en ambos grupos después del tratamiento. Como vemos, en patologías sistémicas las cosas son diferentes.

Es por este motivo que nosotros proponemos para la lucha contra la tormenta de citoquinas la siguiente formula:

- 9P
- 36E
- 4IG
- 11IG

Como se diagnostica la infección por SARS-CoV-2

Por los datos clínicos:

Generales:

Fiebre

Cansancio

Dolores musculares

Dolor de cabeza

Neurológicos:

Pérdida de olfato

Pérdida de gusto

Respiratorios:

Tos

Dolor de garganta

Dificultad respiratoria

Digestivos:

Diarrea

Pruebas como TAC y RX

Muestran afección severa pulmonar

Analítica:

Disminución de las células de defensa

Aumento de proteínas inflamatorias

Todo esto se tiene que completar con el diagnóstico directo del virus. La famosa PCR.

PCR

La PCR, siglas en inglés de **"Reacción en Cadena de la Polimerasa"**, es una prueba de diagnóstico que permite detectar un fragmento del material genético de un patógeno. En la pandemia de coronavirus, como en tantas otras crisis de salud pública relacionadas con enfermedades infecciosas, se está utilizando para determinar si una persona está infectada o no con coronavirus.

Mediante la PCR se localiza y amplifica un fragmento de material genético que en el caso del coronavirus es una molécula de ARN. Si, tras el análisis en un laboratorio de microbiología de una muestra respiratoria de una persona sospechosa de estar infectada, la prueba detecta ARN del virus, el resultado es positivo y se confirma que esa persona está infectada por el SARS-CoV-2. Si la técnica de PCR no detecta el material genético del virus, la persona no estaría infectada; cuando hay una sospecha clínica importante se debe realizar otra prueba para asegurar que el paciente no está infectado por el virus.

En este caso hablamos de detección de anticuerpos ELISA.

A diferencia de la PCR, estos tests rápidos no identifican el ARN del virus, sino que detectan, o bien anticuerpos producidos frente al virus utilizando una muestra de sangre, que es otra manera de conocer si el paciente está o ha estado infectado, o bien proteínas de los virus presentes en las muestras respiratorias de exudado nasofaríngeo. Además de la rapidez, presentan otra ventaja muy importante en el momento actual ya que pueden realizarse en el domicilio de un caso sospechoso, siempre supervisado por un profesional sanitario.

Gracias a estos tests se podrá mejorar el cribado en la población y limitar los ensayos de PCR sólo a aquellos pacientes que, con sintomatología, den un resultado negativo mediante los tests rápidos, lo que permitirá liberar profesionales y recursos en el Sistema Nacional de Salud.

Cuadros clínicos de empeoramiento de los síntomas.

Por desgracia a veces el cuadro empeora, los síntomas anteriores se asocian con un cuadro de síndrome Bi por viento-frio, pero a veces puede generar.

Neumonía severa:

Calor/humedad en Pulmón

Afectación multiorgánica

Afectación de los zang y fu sistémicos

Sepsis viral

Fuego tóxico en xue

Tormenta de citoquinas

Síndrome bi humedad/calor/viento

Trombosis

Estancamiento de Xue

Podríamos entender la actuación sobre el COVID-19 desde 4 puntos:

a) prevención (para este virus y para cualquier virus en general o infección)

b) Tratamiento de la enfermedad COVID-19, cada infección por virus tendrá su tratamiento específico.

c) Tratamiento del paciente postinfección

d) Tratamiento de las secuelas del COVID-19.

Sabemos que la Acupuntura es muy importante en la prevención de las enfermedades infecciosas.

Juan Pablo Moltó Ripoll

Capítulo 6. Prevención de la infección por microbios.

Nótese que señalo "por microbios" pues este punto sería de igual uso para cualquier prevención.

Según la academia de medicina china de Pekín[40].

Durante la época de epidemia, la aplicación de la acupuntura debe estar subordinada a la situación general y llevarse a cabo metódicamente bajo la dirección de instituciones médicas de todos los niveles. Durante el tratamiento con acupuntura, debe implementarse estrictamente de acuerdo con los requisitos de cuarentena y desinfección. En el caso de tratamiento con acupuntura para casos confirmados y en recuperación, varios pacientes pueden ser tratados en la misma habitación. Cuando se trata de casos sospechosos de contagio, se debe tratar a los pacientes en habitaciones separadas. La moxibustión puede usarse en condiciones seguras durante la aplicación de terapia de oxígeno con soporte respiratorio.

Aplicación de acupuntura y moxibustión durante la fase de observación médica (casos sospechosos de contagio)

Objetivo:

Estimular el Qi vital y las funciones del pulmón y el bazo, y descargar, separar y eliminar los agentes patógenos para mejorar la capacidad de defensa de las vísceras contra los agentes patógenos.

Puntos principales:

- (1) Fengmen (V12), Feishu (V13), Pishu (V20)
- (2) Hegu (IG4 (intestino grueso), Quchi (Intestino Grueso11), Chize (Pulmón5), Yuji (Pulmón10)

- (3) Qihai (Renmai6), Zusanli (E36), Sanyinjiao (B6)

En cada aplicación seleccionar 1 o 2 puntos en cada grupo de puntos de acupuntura.

Puntos de combinación:
Síntomas conjuntos de fiebre, garganta seca, tos seca:

Combinar con Dazhui (Dumai14), Tiantu (Renmai22), Kongzui (Pulmón6).

Síntomas conjuntos de náuseas y vómitos, heces sueltas, recubrimiento graso de la lengua, pulso suave (empapado):

Combinar con Zhongwan (Renmai12), Tianshu (E25), Fenglong (E40);

Síntomas conjuntos de fatiga, debilidad e inapetencia:

Combinar con coincidencia con Zhongwan (Renmai12), los 4 puntos alrededor del ombligo (1 pulgada a cada lado del ombligo), Pishu (V20).

Síntomas conjuntos de secreción nasal clara, dolor en el hombro y la espalda, lengua pálida con recubrimiento blanco, pulso lento:

Combinar con coincidencia con Tianzhu (V10), Fengmen (V12), Dazhui (Dumai14).

Capítulo 7. Tratamiento de la infección enfermedad COV-19

Según la academia, en el diagnóstico clínico, las etapas, la clasificación y la diferenciación del síndrome mediante medicina tradicional china para el COVID-19 deberán seguir el plan de diagnóstico y tratamiento de COV1D-19 emitido por la Oficina General de la Comisión Nacional de Salud y la Oficina General de la Administración Nacional de Medicina Tradicional China.

Es decir, a todo paciente se le deberá de realizar el diagnostico sindrómico correcto, y detectar el patrón o patrones presentes que se adjuntan al virus presente.

Detectar el patrón o los patrones presentes en cada paciente.

ZANG –FU (Elementos orgánicos)	SÍNDROME
QI	Vacío de Qi
	Hundimiento de Qi
	Estasis de Qi
XUE	Vacío de Xue
	Estasis de Xue
	Calor en la sangre
QI – XUE	Vacío de Qi – Xue
	Estasis de Qi – Xue
	Escape de Xue (hemorragia) por vacío de Qi
JIN YE	Insuficiencia de líquidos orgánicos
TAN	Acumulación de Tan
HUMEDAD	Acumulación y retención de humedad – agua
TAN – HUMEDAD	Acumulación de tan – humedad

Pulmón (P)	Vacío de Qi de Pulmón
	Vacío de Yin del Pulmón
	Ataque de viento – frío al Pulmón
	Ataque de viento – calor al Pulmón
	Frío en el Pulmón
	Calor – Plenitud en el Pulmón
	Acumulación de Tan – humedad en el Pulmón
	Tan – calor en el Pulmón
	Sequedad en el Pulmón
Intestino Grueso (IG)	Calor en el Intestino grueso
	Calor – humedad en el Intestino Grueso
	Insuficiencia de líquidos en el Intestino Grueso
Estómago (E)	Vacío de Qi de Estómago
	Vacío de Yin en el Estómago
	Acumulación de alimentos en el Estómago
	Frío en el estómago
	Calor en el Estómago
	Reflujo de Qi de Estómago
Bazo – Páncreas (BP)	Vacío de Qi de Bazo – Páncreas
	Vacío de Yang de Bazo – Páncreas
	El Bazo – Páncreas no retiene la sangre
	Frío – humedad en el Bazo – Páncreas
	Calor – humedad en el Bazo – Páncreas
	Acumulación de Tan – humedad en el Bazo – Páncreas
	Hundimiento de Qi central
Corazón (C)	Vacío de Qi de Corazón
	Vacío de Yin de Corazón
	Vacío de Yang de Corazón
	Vacío de Xue de Corazón
	Exceso de fuego de Corazón
	El Tan perturba el Shen del Corazón
	El Tan – fuego perturba el Shen del Corazón

Intestino Delgado (ID)	Frío – vacío en el Intestino Delgado
	Calor – Plenitud en el Intestino Delgado
Vejiga (V)	Acumulación de Calor – humedad en la Vejiga
Riñón ®	Vacío de Yin de Riñón
	Vacío de Yang de Riñón
	Vacío de Jing de Riñón
	El Qi Riñón no es firme
	El Riñón no recibe el Qi
	Vacío de Yang de Riñón con desbordamiento del agua
Vesícula Biliar (VB)	Calor en la Vesícula Biliar
	Calor – humedad en la Vesícula Biliar e Hígado
	Estasis de Qi de Vesícula Biliar con perturbación de Tan – calor
Hígado (H)	Vacío de Xue de Hígado
	Vacío de Yin de Hígado
	Exceso de Yang de Hígado
	Frío en el meridiano del Hígado que obstruye su meridiano
	Fuego de Hígado
	Estasis de Qi de Hígado
	Estasis de Xue de Hígado
	Viento endógeno de Hígado
Mixtos	Ruptura del Corazón – Riñón
	Desarmonía de Hígado – Bazo
	Desarmonía de Hígado – Estómago
	Vacío de Qi de Pulmón – Corazón
	Vacío de Qi de Bazo – Pulmón
	Vacío de Qi de Corazón – Bazo
	Vacío de Xue de Hígado – Corazón
	Vacío de Yin de Pulmón – Riñón
	Vacío de Yin de Hígado – Riñón
	Vacío de Yang de Bazo – Riñón
	Fuego de Hígado agrede al Pulmón

Una vez detectados los patrones se debe proceder a la regulación de estos.

Una vez establecido el patrón, seguiremos recomendaciones de la academia:

Objetivo:

Estimular el Qi vital del pulmón y el bazo, proteger las vísceras y reducir los daños provocados, disipar la influencia de los patógenos y «reforzar la tierra para generar metal /oro», con el fin de detener la tendencia de la enfermedad, mejorar el estado de ánimo y la confianza para superar la enfermedad.

Puntos de acupuntura principales:

- (1) Hegu (Intestino Grueso 4), Taichong (Hígado3), Tiantu (Renmai22), Chize (Pulmón5), Kongzui (Pulmón6), Zusanli (E36), Sanyinjiao (B6).
- (2) Dazhu (V11), Fengmen (V12), Feishu (V13), Xinshu (V15), Geshu (V17).
- (3) Zhongfu (Pulmón1), Danzhong (Renmai17), Qihai (Renmai6), Guanyuan (Renmai4), Zhongwan (Renmai12).

Para tratar casos de baja gravedad y generales, para cada vez, seleccionar de 2 a 3 puntos principales en el grupo (1) y (2).

Los casos de baja gravedad tienen que ver con afectación del tracto respiratorio superior:

- Síntoma catarral
- Tos
- Dolor de garganta
- Dolores musculares
- Decimas de fiebre

La recuperación es completa en pocos días, en varios estudios consultados el 40% y 60% de los pacientes infectados estaría en este grupo.
Ahora se puede complicar, entonces:

Para tratar casos graves, seleccionar 2 o 3 puntos principales en el grupo (3).

Puntos de combinación:

Síntomas conjuntos de fiebre prolongada:

Combinar con, coincidencia con Dazhui (DUMAI14), Quchi (INTESTINO GRUESO11); o sangrar el lóbulo auricular y de la yema del dedo.

Síntomas conjuntos de opresión en el pecho, dificultad para respirar:

Combina con, coincidencia con Neiguan (PC6), Lieque (PULMÓN7); o Juque (RENMAI14), Qimen (HÍGADO14), Zhaohai (R6).

Síntomas conjuntos de tos con flema:

Combinar con, coincidencia con Lieque (PULMÓN7), Fenglong (ST40), Dingchuan (EXB1).

Síntomas conjuntos de diarrea, heces blandas:

Combinar con, coincidencia con Tianshu (E25), Shangjuxu (E37);

Síntomas conjuntos de tos con flema pegajosa y / o amarilla, estreñimiento:

Combinar con, coincidencia con Tiantu (RENMAI22), Zhigou (TE6), Tianshu (E25), Fenglong (E40).

Juan Pablo Moltó Ripoll

Síntomas conjuntos de fiebre baja, fiebre oculta o incluso sin fiebre, vómitos, heces blandas, lengua pálida o tirando a rosa pálida con recubrimiento graso blanco:

Añadir los puntos Feishu (V13), Tianshu (E25), Fujie (SP14) y Neiguan (PC6).

Calor toxico en sangre, sepsis viral.

Por desgracia hay pacientes que generan una neumonía complicada y una viremia generalizada, empeorando y debiendo de ser ingresados en las UCI, los niveles de oxígeno en sangre caen y necesitan respiraderos y lo peor se acaba afectando a otros órganos como:

- Corazón
- Riñón

Y muy posiblemente si sobreviven dejen secuelas (próximo capítulo).

Pudiendo generar la temible sepsis viral (calor tóxico en Xue)

Calor Tóxico en la Sangre: LIAN XUE JIE DU

Se genera un calor sobre la sangre que lleva a una situación de hiperactividad en el plasma asociado a hipersensibilidad inmunitaria, de ahí, las ulceraciones, las irritaciones, las pequeñas hemorragias, las infecciones, etc.

Las sepsis es la respuesta inflamatoria sistemática ante la infección. Por lo tanto, además de los microorganismos y sus toxinas, quien produce daño es la respuesta inflamatoria del organismo. La medicina prescribe antibióticos para los afectados, aunque los síntomas se produzcan por un exceso inmunitario, que no es lo mismo que deficiencia inmunitaria. Lo que el paciente necesita es un producto que actué como enfriador.

- ENFRIAR EL CALOR DE LA SANGRE

PUNTOS DE ACUPUNTURA.

6B, 10B, V17, IG11.

B1, B4, HI1, H2.

Sobre sepsis tenemos en España a uno de los mayores exponentes el Dr. Collazo[41], señala que ante una sepsis el protocolo es intentar eliminar el agente productor de la misma, e intentar estabilizar al paciente, señalando que no existe una terapia concreta.

Al principio el paciente presenta una respuesta inflamatoria acusada, y luego el escenario cambia a una deficiencia inmunológica, el sistema inmune ya no lucha contra nada, es de ahí que surgen multitud de infecciones concomitantes.

Collazo señala que esto es lo que les pasa a los pacientes con COVID-19 que empeoran.

En Medicina China tendríamos un activador de la respuesta inmune en la fase de sepsis, los famosos puntos Ting.

Estos puntos van a ser muy interesantes por su capacidad de estimular las defensas.

Juan Pablo Moltó Ripoll

Puntos Ting

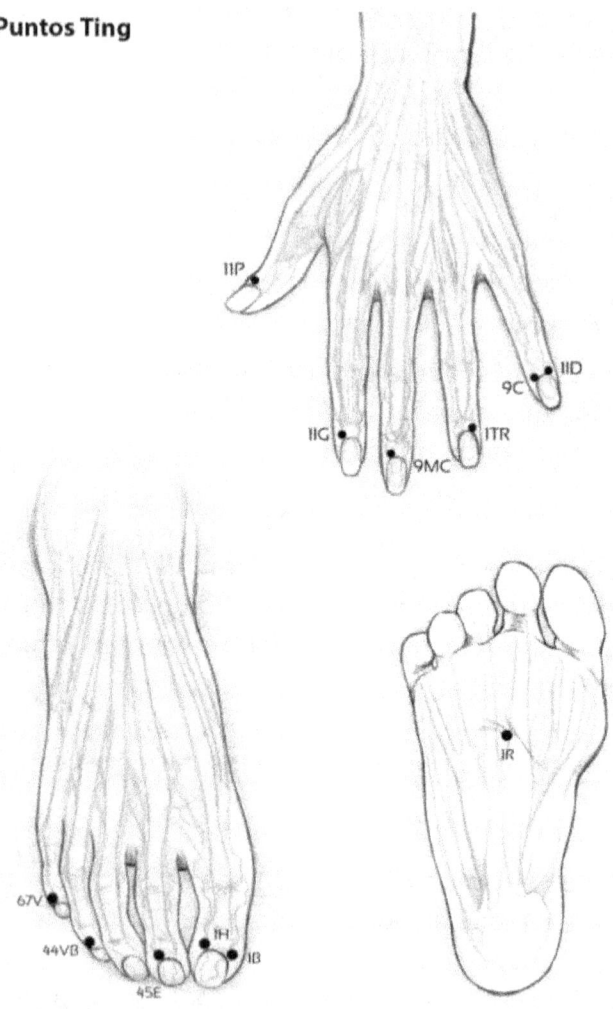

Capítulo 8. Tratamiento de los pacientes convalecientes de la COV-19

Esta parte es desde luego para mí es la más importante, y donde más podremos actuar los acupuntores clínicos, pues estamos viendo que en la actualidad los pacientes en gran número están quedando con secuelas de esta enfermedad, es por ello por lo que una vez se termine la infección se hagan tratamientos que recuperen lo antes posible al paciente.

A nivel general y de forma inmediata a la resolución de la enfermedad, la academia recomienda:

Aplicación de acupuntura y moxibustión durante la etapa de convalecencia

Objetivo:

Eliminar el virus residual, restaurar la vitalidad y reparar las funciones de las vísceras, como el pulmón y el bazo.

Puntos principales:

Neiguan (PC6), Zusanli (E36), Zhongwan (RENMAI12), Tianshu (E25), Qihai (RENMAI6).

Debilidad del Qi del pulmón y bazo:

Síntomas como falta de aliento, fatiga, falta de apetito y vómitos, distensión estomacal, falta de fuerza para defecar, heces sueltas, lengua ligeramente grasa con recubrimiento grasiento blanco. Para pacientes con síntomas muy claros, como opresión en el pecho, dificultad para respirar.

Combinar con Danzhong (RENMAI17), Feishu (V13) y Zhongfu (PULMÓN1).

Para pacientes con síntomas claros en bazo y estómago, como indigestión y diarrea:

Combinar con Shangwan (RENMAI13) y Yinlingquan (B9).

Deficiencia de Qi y Yin:

Síntomas como debilidad, boca seca, sed, palpitaciones, sudoración excesiva, falta de apetito, fiebre baja o nula, tos seca con poca flema, lengua seca con menos saliva, pulso fino o débil.

Para pacientes con debilidad obvia y dificultad para respirar, combinar con Danzhong (RENMAI17), Shenque (RENMAI8).

Para aquellos con boca seca y sed, combinar con Taixi (R3).
Para aquellos con palpitaciones, combinar con Xinshu (V15) y Jueyinshu (V14).
Para pacientes con sudoración excesiva, combinar con Hegu (Intestino grueso 4), Fuliu (R7) y Zusanli (E36).
Para pacientes con insomnio, combinar con Shenmen (C7), Yintang (DUMAI29), Anmian (EX) y Yongquan (R1).

Deficiencia en pulmón y bazo:

Estasis de flema que provoca bloqueo en meridianos: síntomas como opresión en el pecho, dificultad para respirar, falta de aliento, fatiga, sudoración al moverse, tos con flema bloqueada, piel seca escamosa, fatiga mental, falta de apetito, etc.,

Combinar con los puntos Feishu (V13), Pishu (V20), Xinshu (V15), Geshu (V17), Shenshu (V23), Zhongfu (PULMÓN1) y Danzhong (RENMAI17). Para aquellos con flema bloqueada, combinar con Fenglong (E40) y Dingchuan (EXB1).

Método de aplicación de acupuntura y moxibustión:

Elija el más adecuado en función del entorno de implementación y los requisitos de administración. Durante las fases anteriores, se recomienda optar por el uso individual de acupuntura o de moxibustión, combinar ambos, o combinarlos con la aplicación de puntos de acupuntura, acupuntura auricular, inyección de puntos de acupuntura, raspado, masaje pediátrico, acupresión, etc., en función de la situación en particular. La acupuntura se realizará con un método de refuerzo y reducción suave. Las agujas deben dejarse en cada punto de 20 a 30 minutos. Aplicar moxibustión en cada punto de 10 a 15 minutos. El tratamiento se aplicará una vez al día. Para aplicaciones específicas, consulte el «Estándar nacional de aplicaciones con acupuntura y moxibustión» y los datos clínicos al respecto.

Intervención domiciliaria con acupuntura y moxibustión bajo supervisión médica

Para ayudar a prevenir y controlar la epidemia de COVID-19, además de reducir las salidas, evitar el contagio cruzado, bloquear la fuente de infección y garantizar la seguridad de los pacientes en cuarentena domiciliaria y de los que reciben el alta en el hospital, puede realizar intervenciones de acupuntura-moxibustión a través de clínicas en línea, orientación y divulgación y educación científica, siempre bajo la guía de profesionales.

Terapia de moxibustión:

Aplicarse moxibustión en Zusanli (E36), Neiguan (PC6), Hegu (Intestino grueso 4), Qihai (RENMAI6), Guanyuan (RENMAI4) y Sanyinjiao (B6).

Cada aplicación de moxibustión tendrá una duración de unos 10 minutos.

Terapia de aplicación:

Aplicar pasta caliente de moxibustión o crema de moxibustión caliente en puntos como Zusanli (E36), Neiguan (PC6), Qihai (RENMAI6), Guanyuan (RENMAI4), Feishu (V13), Fengmen (BL12), Pishu (V20) y Dazhui (DUMAI14).

Masaje de meridianos:

Utilice métodos como amasar, presionar, frotar, golpear, dar palmadas en el meridiano de pulmón y de corazón de las extremidades superiores, y del bazo y el meridiano de estómago bajo la rodilla. 15-20 minutos para cada operación. Es normal sentir molestia en la parte donde se aplica el masaje.

Ejercicios tradicionales:

Practique ejercicios tradicionales adecuados en función de su estado de recuperación, como Yi Jin Jing (Clásico de transformación de tendones/ músculos), Tai Chi, Ba Duan Jin (Brocado de ocho piezas), Wu Qin Xi (Ejercicio de los cinco animales), etc. Practique una vez al día, entre 15 y 30 minutos cada vez.

Salud mental:

Regular las emociones. Se puede realizar con puntos auriculares, moxibustión, masajes, dieta medicada, té de hierbas, baño de hierbas, música y otros métodos para relajarse tanto física como mentalmente, aliviar la ansiedad o ayudar a conciliar el sueño.

Baño de pies:

Prepare el baño con hierbas medicinales chinas que tengan la función de expulsar el viento y el calor, eliminando los patógenos. Coja 15 gramos de nepeta, ajenjo, menta, planta camaleón, hoja de la hierba pastel, eupatorium fortunei, acorus tatarinowii, polygonum flaccidum, radix curcumae, clavo, junto con 3 gramos de borneol y llevar a ebullición. Vierta el líquido en una palangana, agregue un poco de agua tibia, espere hasta que se enfríe a aproximadamente 38 – 45 ° C, y sumerja los pies durante aproximadamente 30 minutos.

Juan Pablo Moltó Ripoll

Capítulo 9. Biopéptidos naturales y su aporte al tratamiento de enfermedades infecciosas

Autor. Dr. Gustavo Cointry

¿Qué son los biopéptidos naturales y de dónde provienen?

La historia moderna de los biopéptidos comenzó hace más de 100 años en Argentina, cuando el Dr. Carlos Villar se le ocurrió fortalecer el organismo a través de la administración de hidrolisado enzimático de músculo estriado de buey, en lo que se llamó inicialmente "Suero Villar". La eficacia en el tratamiento de pacientes tuberculosos de este "suero" animó al Dr. Villar y a sus hijos, producir otros productos similares, provenientes de otros tejidos. Así surgió lo que luego se llamó "lisadoterapia". Las investigaciones recientes, han determinado que estos "sueros" o "lisados" contienen péptidos de bajo peso molecular con actividad biológica, también llamados biopéptidos. Los biopéptidos son pequeñas moléculas constituídas por aminoácidos, al igual que las proteínas, pero mucho más pequeñas y de estructura más sencilla. Si les interesa profundizar en este tema, pueden consultar otro libro (Acupuntura y Medicina Biológica basada en biopéptidos) dónde explicamos con más profundidad este interesante campo.

Juan Pablo Moltó Ripoll

Biopéptidos de timo como inmunomoduladores

Se sabe por los estudios de Goldstein y White realizados en la década de 1960 que si extraemos el timo de rata esta pierde la capacidad de generar una respuesta inmune, no se desarrolla normalmente y muere de manera temprana. Esto puede revertirse si se le da un lisado de timo o algunos de los biopéptidos tímicos que los científicos han identificado en los últimos años. De ahí es que se consideran los biopéptidos tímicos como inmunomoduladores naturales que se pueden usar como preventivos y/o terapéuticos. Trabajos científicos demostraron que los lisados y/o extractos de timo inducen linfoproliferación y aumento de interleuquina 2, interferón gamma y factor de necrosis tumoral. El lisado de Timo TM (Biolisa®) contiene varias familias de biopéptidos que tienen un efecto a nivel inmunológico, pero también en el resto del organismo. Uno de los más estudiados es la timosina α, que posee muchos efectos en el sistema inmune. Una revisión histórica publicada en Annals of the New York Academy of Sciences por el mismo Goldstein en 2007 sumariza que la timoestimulina α posee las siguientes propiedades:

- Estimula la síntesis de interleuquina 2, interferón gamma, interleuquina 6 e interleuquina 7.
- Aumenta la afinidad de los receptores de interleuquina 2. Posee propiedades antifúngicas, antibacterianas y antivirales.
- Aumenta la diferenciación de células dendríticas humanas y la expresión de antígenos del complejo mayor de histocompatibilidad clase I.
- Bloquea la apoptosis de timocitos inducida por esteroides.
- Restaura la respuesta inmune en animales inmunosuprimidos y pacientes añosos.
- Mejora la respuesta en pacientes con hepatitis B y C crónicas.
- Mejora la respuesta a la vacuna de influenza y hepatitis B
- Mejora la respuesta y la supervivencia de pacientes con melanoma en estadío 4 combinada con quimioterapia.

La clave de esta respuesta parece estar en que los péptidos de timo (entre ellos la timosina α) tienen efecto sobre precursores de linfocitos T, células dendríticas y natural killers. Además, inducen diferenciación en linfocitos T CD8+ (citotóxicos) y linfocitos Th1. Los linfocitos T citotóxicos y las natural killers tienen efectos antivirales y anticancerígenos. Actúan directamente sobre las células infectadas con virus y tumorales, a través de perforinas y granzimas, induciendo la muerte. Los linfocitos Th1 inducen la diferenciación de linfocitos B en plasmocitos, que segregan inmunoglobulinas. Estas inmunoglobulinas actúan directamente eliminando bacterias y hongos. Adicionalmente, el hidrolizado de Timo TM (Biolisa®) posee efectos directos sobre las células infectadas y tumorales, incrementando la expresión de antígenos específicos, el complejo mayor de histocompatibilidad clase I y decrece su replicación.

A nivel clínico, un metaanálisis del 2015 evaluó 6 estudios del efecto de la timosina α en pacientes con sepsis, que evaluaron la supervivencia de estos pacientes con tratamiento convencional y los dividieron en dos grupos. A uno de los grupos le agregaron Timosina y al otro placebo. El total de pacientes tratado con Timosina fue de 286 y el grupo control de 279. La supervivencia fue en todos los estudios mayor en grupo Timosina que en el placebo. El mismo metaanálisis comparó otros 6 estudios donde evaluaron el efecto de la timosina junto con el inmunoestimulante ulinastaina, con un esquema similar. Los 465 pacientes sépticos que recibieron la combinación de inmunomoduladores tuvieron mayor supervivencia que los 450 que recibieron placebo, además del tratamiento convencional.

Otro metaanálisis mostró que en varios trabajos analizados la respuesta a la timosina en pacientes con hepatitis B crónica fue del 41 %, mientras que pacientes similares que recibieron INFα tuvieron una respuesta del 25 %, contra un 7 % de respuesta en los controles históricos con tratamiento convencionales.
Otros estudios demostraron que mejorías significativas en citomegalovirus y aspergilosis, tanto en humanos como en animales.
En capítulos anteriores se ha mencionado el COVID 19 y cómo se puede abordar con acupuntura. Teniendo en cuenta las propiedades

conocidas, varios investigadores propusieron realizar estudios con timosina α, que es el biopéptido más estudiado científicamente. Algunos de estos estudios se han publicado a fines de 2020. Uno de estos trabajos evaluó pacientes críticos y severos con tratamiento convencional, a los cuales se los dividió en 2 grupos: timosina y no-timosina.

En 55 pacientes críticos del grupo timosina tuvieron una mortalidad a los 28 días del 12.7 % y a los 60 días del 34.5 % mientras que los 48 pacientes similares del grupo no-timosina tuvieron una mortalidad mayor (28 días 60.4 % y 60 días 62.5 %, p<0.05). En pacientes severos, 47 pacientes del grupo timosina tuvieron mortalidad del 2.1 % tanto a los 28 como a los 60 días, y los del grupo no-timosina 2.7 % en ambos períodos. La diferencia en este último caso no es significativa.

Otro estudio reciente, mucho más completo, revisó retrospectivamente los resultados clínicos de 76 casos graves con COVID-19 ingresados en dos hospitales en Wuhan desde diciembre de 2019 hasta marzo de 2020. En comparación con el grupo no tratado, el tratamiento con Tα1 redujo significativamente la mortalidad de los pacientes con COVID-19 grave (11,11% frente a 30,00%, p = 0,044). Tα1 mejoró oportunamente el número de células T sanguíneas en pacientes con COVID-19 con linfocitopenia grave. En tales condiciones, Tα1 también restaura con éxito el número de células T CD8 + y CD4 + en pacientes de edad avanzada.

Biopéptidos de pulmón y su combinación con biopéptidos de timo para infecciones respiratorias

El hidrolizado enzimático de pulmón y otros tejidos respiratorios también posee biopéptidos naturales, que nos pueden ayudar a mejorar nuestra salud. Uno de los péptidos con mayor presencia en el tracto respiratorio es el péptido intestinal vasoactivo (VIP), un biopéptido con efectos pleiotrópicos. Pese a su nombre, el pulmón es una de las principales fuentes de este péptido, que fue primero considerado como neuropéptido, pero hoy sabemos que tiene efectos sobre el sistema inmune y el aparato respiratorio. A nivel de las vías áreas regula la permeabilidad vascular y estimula la vasodilatación. Protege las células alveolares de injurias de diferente tipo, incluyendo la producida por el tabaco. Estimula la motilidad ciliar del epitelio bronquial y regula la secreción de moco. A nivel inmunológico local inhibe la producción de citoquinas inflamatorias, por lo que contribuiría a inhibir la tormenta de citoquinas. También regula la diferenciación de linfocitos T y promueve los linfocitos Th2, que ayudan a la inmunomodulación.

Por estas razones, la combinación de biopéptidos de timo y de tejidos respiratorios (Bioneumón BN, Biolisa®) es adecuada para el tratamiento de infecciones predominantemente respiratorias. Ahí incluímos, obviamente, la influenza común o H1N1, los resfríos producidos por virus diversos (rinovirus, adenovirus, etc), faringitis bacterianas o virales, neumonías de diferente origen. Lógicamente, también lo aplicamos en la prevención y tratamiento de COVID. La experiencia en estos últimos meses ha sido muy positiva en este aspecto, fundamentalmente en pacientes con COVID activo y también para tratar las secuelas pulmonares en pacientes que estuvieron muy graves.

Juan Pablo Moltó Ripoll

Capítulo 10. Calor latente, los retrovirus

Virus, microbios y TANin.

El doctor Tetau[42], uno de los fundadores de la organoterapia diluida y dinamizada de Francia, señalaba que, en el origen de todo proceso patológico crónico, subyace entre otros, un mecanismo de producción de autoanticuerpos. En palabras de este científico:

«Todo órgano lesionado por un mecanismo vírico o microbiano, adquiere de esa forma propiedades antigénicas, perdiendo a continuación su perfecta tolerancia inmunitaria». Aquí estaríamos hablando de **otra forma de tolerancia**.

Ruptura de la tolerancia inmunológica por infección vírica.

La famosa patología autoinmune por inmunidad cruzada.

El daño celular provocado por un proceso inflamatorio mediado por un virus u otros mecanismos pueden generar esta ruptura de tolerancia (Negroni, 2009)[43].

Existe producción de autoanticuerpos, que actúan contra el órgano lesionado destinado a repararlo, en este caso los anticuerpos desarrollan un trabajo útil de limpieza, sin embargo, por el hecho de la proximidad en la localización y de una determinada analogía en la estructura de esos lugares que se han convertido en antigénicos, patogénicos por tanto respecto a los lugares normales, que se encuentran en las zonas sanas del tejido, estos autoanticuerpos producidos atacan no solamente a la parte dañada, sino también a la parte del órgano sano.

Esta auto-agresión provoca, entonces, nuevas lesiones que, por esta razón, se vuelven antigénicas y aumenta en consecuencia la producción de autoanticuerpos. Por consiguiente, se establece una especie de *feed-back* patológico que auto-mantiene la enfermedad.

Como podemos comprobar, esta es la manera más rápida de generar TANin, (TAN asociado a autoinmunidad) pues es una falla del Sistema inmunológico. Por el contacto del Sistema Inmune con autoantígenos que normalmente no son accesibles, como ocurre en situaciones de daño tisular[44] (R. Pujol-Borrell, F. García-Cozar, J. Peña y M. Santamaría).

De este modo, los inmunólogos admiten que un órgano se puede ver alterado en su funcionamiento, incluso bloqueado por la formación de autoanticuerpos dirigidos contra él y esto puede ser producido por un fallo en nuestro sistema inmune.

Calor latente.

Por otro lado, en las enfermedades autoinmunes y en ciertas infecciones víricas, es posible encontrar una patología de **Calor Latente**, que se manifieste en forma de Calor-Humedad, y que se desencadena con el ataque de los factores patógenos externos. **El Calor Latente**, o bolsa de Calor como también es conocido, se forma cuando un factor patógeno invade el cuerpo, **pero no provoca síntomas inmediatos**. Todo factor patógeno que se estanca y no se resuelve, pasa a convertirse en Calor, y se va incubando en el interior hasta que emerge en algún momento.

La palabra China para Calor Latente (que suele ser la patología de las enfermedades autoinmunes) es "fu" que quiere decir "escondido" lo que implica que la raíz es generalmente difícil de ver, y que el

tratamiento será más difícil. El tema, es que ese Calor Latente, es por un proceso autoinmune que viene por perdida de Tolerancia oral o **por virus.**

¿Los virus pueden generar el *calor latente?*

Ningún virus ha sido implicado como causa de las formas comunes de artritis inflamatoria crónica tal como **artritis reumatoide o lupus eritematoso sistémico.** Sin embargo, los virus son capaces de iniciar síntomas reumáticos a través de una variedad de diferentes mecanismos. Los virus pueden causar efectos a través de numerosos mecanismos que dependen de factores del huésped, incluyendo la edad, el género, genética, historia infecciosa, y la respuesta inmune. Es por este motivo que de algún modo pueden estar detrás del factor calor latente, presente en la AR y otras enfermedades reumatológicas, como veremos más adelante.

La invasión directa – Los virus pueden invadir directamente la articulación, lo que resulta en la infección de la membrana sinovial o de otros tejidos de las articulaciones. Otros virus que pueden aislarse intraarticular incluyen parvovirus y enterovirus; ambos se han aislado con éxito de líquido articular.

La formación del complejo inmune – partículas virales (ya sea viriones completos o antígenos virales) pueden actuar como el componente antigénico de **complejos inmunes formados por la respuesta humoral a la infección viral.** Estos complejos inmunes **pueden depositarse preferentemente en las articulaciones y la piel**, que lleva a artralgias, artritis, y erupción cutánea, y generar el **calor latente.** Este tipo de presentación es común y ha sido bien documentado en los casos de infección por hepatitis B, alfavirus, la hepatitis C (a menudo a través de la formación de crioglobulinas), y parvovirus. Los anticuerpos dirigidos contra los antígenos virales pueden también **reacción cruzada con antígenos de tejido, un**

proceso llamado mimetismo molecular. Esto explicaría el calor latente por factores patógenos externo (virus).

Virus latentes y desregulación inmune – Los virus pueden establecer infecciones persistentes en el que las células huésped permanecen metabólicamente activo, que expresan antígenos virales en su superficie celular. Estos antígenos se convierten en un objetivo para el sistema inmune, lo que resulta en el desarrollo de **reacciones inflamatorias crónicas**. Esta situación no se ha documentado que se produzca en los tejidos sinoviales en el hombre, pero se ha visto con la infección por lentivirus en animales en los que da lugar a una forma crónica de la artritis caprina.

Los virus también pueden infectar directamente los elementos del sistema inmunológico. Esto puede conducir a una alteración inmunológica primaria, lo que eventualmente podría producir **signos o síntomas de la autoinmunidad y la enfermedad reumática**. Además, en muchos pacientes con enfermedad autoinmune, una complicación potencial de la terapia inmunosupresora es la reactivación de virus patógenos que han permanecido latentes. El más comúnmente encontrado son virus de la varicela-zoster, hepatitis B y el virus C, virus de Epstein-Barr y poliomavirus JC virus. Muchos casos de reactivación de infecciones de Epstein-Barr se han observado en pacientes con artritis reumatoide o la artritis idiopática juvenil en productos biológicos, tales como los inhibidores de TNF o rituximab.

Es en este punto donde la Xu Yin de Hígado y Riñón puede ser reactivadores de la respuesta y generar ese calor latente por activación del virus. El motivo de que no hubiera una respuesta inmune oportuna por parte del Zheng Qi cuando el patógeno invadió el cuerpo, se debe a una insuficiencia de Riñón, y aunque el desajuste del sistema defensivo que se ve en enfermedades autoinmunes se debe más a los componentes Yin que a los Yang, es decir Jing y Médula**, como la insuficiencia de Riñón se encuentra en la raíz de la autoinmunidad.** (Maciocia. Moltó)

Capítulo 11. Síndromes Bi climáticos y su relación con los microorganismos

Factores climáticos[45].

Como señalamos a lo largo de este libro, los ancestros nunca pudieron ver con sus ojos las existencias de los microbios, es por ello por lo que crearon estas teorías metafóricas que de algún modo nos describen muy bien la moderna microbiología:

- Factores climáticos
- Cuatros capas
- LiQi

La etiología que hace referencia al clima es fundamental dentro de la medicina china, pues se considera que el clima puede hacer enfermar a las personas. Según las enseñanzas clásicas, el clima está dividido es seis tipos diferentes:

- **Viento,**
- **Calor,**
- **Fuego,**
- **Humedad,**
- **Sequedad y**

- **Frío**.

Mencionamos seis, algo que puede parecer extraño siendo que conocemos cinco fases. Esto es así porque en la fase Fuego hay dos: Calor y el Fuego. Por lo general cuando hablamos de fuego estamos hablando de sepsis víricas la mayoría de los casos, por ejemplo, diarreas hemorrágicas etc....

Por otro lado, hay que decir que los síndromes relacionados con la etiología climática tendrán mucho que ver con el aparato osteomuscular, en concreto con los meridianos tendinomusculares y el Zang de pulmón, por ser el órgano más superficial según la tradición china, podemos señalar que abarca por lo general a casi todos los virus que nos invaden por vía aérea, aerosoles.

Estos factores climáticos están presentes en nuestras vidas continuamente y no por ello nos harán enfermar. Solo se desencadenará un ataque por parte de ellos si el sujeto tiene o sufre una bajada de su WeiQi, es decir, de defensas, por lo general los virus y las bacterias siempre lo tendrán más sencillo en pacientes con deficiencias inmunes

También se puede dar otro caso, en el cual el sujeto tiene su WeiQi en buen estado, pero el factor patógeno es tan agresivo que vence nuestras barreras de protección (ataques por LiQi), o en el que el factor patógeno no es muy agresivo, pero se presenta fuera de su contexto, sorprendiendo así a nuestro Wei Qi, por ejemplo. el aire acondicionado muy fuerte en pleno verano. En estos puntos estamos hablando de la virulencia de algunos virus.

Según los textos antiguos, el **WeiQi** (Qi defensivo) es una energía invisible de naturaleza Yang. Es asimismo extremadamente poderosa. y se encarga de las reglas del primer nivel de protección del organismo contra las enfermedades y los síndromes: la primera capa.

Los textos tradicionales nos describen esta energía como soldaditos que protegen las murallas del castillo, es decir, defienden los perímetros del cuerpo de invasiones externas manteniendo las defensas fuertes y las puertas cerradas, como señalábamos en los capítulos anteriores, son la primera línea de defensa: Fiebre, inflamación, etc....

Los factores climáticos (microbio) durante la enfermedad se influencian y trasforman los unos a los otros: actúan de forma sinérgica, en el caso del COV-19 vemos que la invasión del Sars-Cov-2 a nivel pulmonar genera un calor tóxico (neumonía) donde las bacterias oportunistas acaban generando una infección adyacente. Es importante tener siempre presente esto, ya que nos puede confundir. Con los métodos de diagnóstico que posee la medicina china podemos evitar esa confusión.

En concreto, la lengua y el pulso son métodos de observación y palpación bastante precisos en este asunto. Por otro lado, como hemos dicho, no siempre nos afectan los factores patógenos, sino nuestra salud y las condiciones climáticas anormales. Esto explica por qué ante las mismas condiciones ambientales unas personas enferman y otras no, y porque en las infecciones víricas unos empeoran y otros no. Es decir, si yo tengo las defensas bajas, un simple golpe de frío me podría hacer enfermar.

También existen los factores climáticos internos, como dicen los clásicos: *los demonios*. Estos pueden ser generados desde dentro. Son prácticamente iguales a los externos, pero con algunas diferencias. Es muy importante no confundirlos, pues su comportamiento y naturaleza tienen tratamientos diferentes. Por lo tanto, tenemos dos fenómenos que por su naturaleza necesitan un trato aparte, o que por su virulencia se generan ya en capas profundas: A) Los factores climáticos internos y B) Li Qi.

Factores climáticos internos.

En MTCH se considera que el clima también está dentro de nosotros. Somos un microuniverso dentro de una macrouniverso, lo mismo que hay fuera hay dentro, y hoy en eso virología queda más que claro. Y a veces, este microuniverso con sus climas puede alterarse y enfermar. Los factores climáticos internos tienen características diferentes a los externos, a saber:

1) Los internos no se presentan rápidamente.

2) A menudo no hay fiebre ni escalofríos, cosa que en los externos sí existe.

3) Los externos son agudos y los internos son crónicos.

Podemos entenderlos desde la teoría del calor latente.

Algunas veces el desequilibrio de los órganos internos conduce a síntomas similares a los de una enfermedad por causas externas, pero los métodos de diagnóstico nos ayudarán a diferenciar.

Ahora retomemos a los factores climáticos y sus características, pues esto nos ayudará a entender las próximas teorías:

- Vías por las que suele atacar: boca, piel, nariz.

- Los factores climáticos a la larga suelen ser los causantes de los síndromes Bi, (cuadros dolorosos por estancamiento de Qi).

- Se pueden transformar los unos en los otros, el viento casi siempre está presente, y suele ser el que transporta a los demás.

- Atacan generalmente a la superficie, aunque recordemos que se pueden generar desde dentro.

- Todos a la larga se suelen convertir en calor si no se eliminan y si son virus en calor tóxico. (sepsis viral)

Una vez expuesto un resumen general, vamos a describir cada uno presentando sus manifestaciones según se expresa en la Medicina

Tradicional China[46]. Es importante tener una idea general de cómo se presentan para luego poder enlazarlo con la inmunología:

Viento:

Pertenece al Qi de primavera, y a la fase Madera. Se manifiesta de forma repentina, es decir aparece su sintomatología de forma Aguda. Es móvil, se suele acompañar de síntomas como espasmos, picor, vértigo, dolores erráticos. Afecta a la piel, garganta, cabeza, pulmón, y como decíamos antes suele transportar a otros factores patógenos. El viento deshidrata y produce urticarias y picor. Según la tradición se dice que es el capitán de los demás climas[47].

Tenemos que saber que el viento se introduce en el cuerpo por los puntos del viento, que se localizan en el cuello y en el hombro. Por lo general, los acupuntores utilizan el 17TR, 20VB y 16 Du Mai, para eliminar el viento, es decir, extraerlo del cuerpo (Jason Elias, Katherine K). Es importante, pues como dijimos el viento moviliza y amplía todos los demás climas, es por ello que los días de viento hay que protegerse estas zonas del cuello. Si el viento alcanza los Zang (órganos), el problema se acentuará. Por ejemplo, si llega al corazón, el habla se hará seca e incluso inteligible, los labios y la lengua se secarán, etc. Es típico el temblor de lengua por la presencia de viento en el interior. Si este llega al hígado, que por otro lado es su órgano diana por tropismo, el sujeto no podrá tragar por sequedad extrema y la ira será exacerbada, todo le sienta mal, estará de muy mal humor...El viento enerva, hoy sabemos que los días de viento las personas están más coléricas y los servicios de policía incrementan sus intervenciones, pues hay más altercados públicos. Si el viento llega al bazo, las extremidades se harán pesadas, el sujeto estará fatigado y anoréxico. Y, por último, si llega al riñón aparecerá dolor lumbar y dificultades al orinar.

Características: Es una energía Yang, por lo tanto, ataca a las partes Yang del cuerpo. Como el viento es móvil y asciende, se exterioriza: ataca piel, cabeza, cara, garganta y meridianos Yang, creando síntomas como cefaleas, sudoraciones, aversión al viento, obstrucción nasal, flujo nasal claro y fluido, etc. El que ataque a los meridianos

Yang es importante, ya que esto nos ayudará a la hora de diseñar posibles tratamientos. Es móvil, no es fijo. Es precursor de todas las enfermedades externas, característica muy importante, pues será muy difícil localizarlo en un punto concreto, duele aquí y allá, va y viene… la palabra errático lo describe muy acertadamente.

Afección al sistema respiratorio: estornudos, rinorrea y picor de garganta. Afección a nivel articular: dolores erráticos. A nivel cutáneo: picores y descamaciones, cambios imprevisibles y constantes, vértigo, espasmos, tics, temblores, serán signos que nos harán pensar en este factor.

Calor:

Qi de Verano / elemento Fuego. Yang. La principal característica es que el cuerpo o una parte de este se nota caliente. Ataca a los fluidos, lengua y heces. El paciente tiene sed. Puede desbordar la Xue. Esta función es importante, es como si el calor imprimiera más velocidad a la sangre y esta acabara *saliéndose de los vasos*. Este sangrado es diferente al que se da cuando el bazo no puede contener la Xue. Las secreciones se vuelven oscuras o amarillas y pegajosas. A menudo, la enfermedad causada por otra energía nóxica se trasforma en calor dentro del cuerpo. Asciende, expansión, dilatación, destruye el Qi. Acelera los procesos fisiológicos. Produce movimientos precipitados en la Xue que pueden producir hemorragias y erupciones y en el Shen, delirio y habla confusa. Se suele acompañar de Humedad. Consume los líquidos, y, por lo tanto, crea Xu Xue.

Características: Tiende a ascender y perturbar al Shen. Fiebre alta. Agitación nerviosa. Cara roja, pulso rápido y amplio. Consume líquidos orgánicos. Ataca directamente a la capa del Qi produciendo sudación. Sed intensa por bebidas frías. Orina amarilla. El Qi se escapa junto con los líquidos (sudación abundante), sobre todo por la noche, dando síntomas de Xu Qi. A menudo se acompaña de Humedad: astenia, pesadez, opresión, náuseas, heces pastosas, etc.

Ahora me gustaría puntualizar dos cosas importantes en cuanto al tema del Calor.

a) Por lo general nuestro cuerpo es un organismo caliente, 36º, es decir, tenemos que saber que todos los climas a la larga se trasformarán en Calor. Es importante saber esto, sobre todo con todo lo que hemos ido comentando en este trabajo con respecto a la inflamación. Todos los climas afectarán al equilibrio inflamatorio de nuestro cuerpo.

b) El Calor acelera la Xue y esta puede salirse de sus canales (vasos), por lo general esto solo suele ocurrir en los síndromes Li Qi, aunque aquí hablaríamos de Fuego (que será el siguiente), pero es importante saber que es por este mecanismo de aceleración. Por ejemplo, en el caso del ébola: El período de incubación de esta enfermedad oscila entre dos y 21 días, después de los cuales ocurre el inicio de los **síntomas del ébola**, aunque lo más habitual es que aparezcan entre el octavo y el décimo día: Fiebre alta y repentina, dolor de cabeza, molestias en las articulaciones y fuertes dolores musculares, dolor de garganta y debilidad generalizada, diarrea, vómitos y dolor de estómago. Aparición de una erupción rojiza en la piel. Congestión conjuntival (ojos rojos). Alteración de la función renal y hepática. En algunos afectados pueden observarse hemorragias internas y externas, que por lo general son por esta aceleración del Calor en la Xue. La razón por la cual algunas personas son capaces de recuperarse de ébola y otros no sigue siendo un misterio para los científicos. Sin embargo, se sabe que los pacientes que fallecen, por lo general no han desarrollado una respuesta inmunológica significativa para el virus en el momento de la muerte: hay como una deficiencia de Wei Qi.

Fuego:

Qi de Verano/ Se considera que pertenece al elemento Fuego, pero más intenso que el anterior. Es lo mismo que el calor estival, pero este es más fuerte y desplaza hacia afuera los líquidos o Xue creando hemorragias mucho más intensas que el Calor. Se suele acentuar en verano. La Humedad esta casi siempre ligado a él. Se caracteriza por fiebre y sudación profusa en el individuo. El calor viene generalmente del exterior, Viento-calor, en cambio este viene del interior: exceso de Fuego que por lo general es de hígado. Por ello no es realmente un factor patógeno climático, pues se genera en el interior.

Características: Es Yang. Tiende a subir. Fiebre alta, ataque de calor, sed, sudación, pulso rápido y amplio, ataca al Shen agitándolo, insomnios, delirio. Consume líquidos: Sed intensa, ganas de beber, sequedad de garganta, orinas oscuras, poca cantidad, estreñimiento. Trastorna la Xue: Hemorragias. Produce forúnculos, erupciones, chacras. Afecciones inflamatoria y ulcerosa. Tiende a causar Viento y afectar a la Xue, esto es debido al proceso de deshidratación que sufre el organismo, los líquidos al consumirse generan viento interno. Como veremos, se relaciona mucho con los LiQi.

Frío:

Qi de invierno / de la fase Agua. Es una energía Yin. Coagula y paraliza, este efecto en el cuerpo causa dolor, que es causado por el bloqueo de Qi y Xue. Si bien en el viento decíamos que su manifestación primaria era ser errático, en el frío es todo lo contrario: es un dolor fijo y punzante. El frío produce contracción en los meridianos, produciendo rampas y espasmos. Las secreciones de flema son blancas, líquidas y claras. Cuando el Yang es débil, aparecen síntomas similares a los exógenos, pero por frío interno; esto es importante tenerlo presente pues podemos confundirlo, sería en este caso signos de Xu Yang interno. Sabemos que el Yang es energía y su naturaleza es caliente: si hay Xu de este Qi podemos sentir frío interno, típico de los sujetos frioleros. El frío externo puede atacar a la superficie bloqueando el Wei Qi o penetrar y atacar al Yang de los órganos internos. El frío interno es la manifestación de la Xu de Yang, los dos fríos se interrelacionan. El cuerpo con Xu de Yang es más sensible al ataque de frío externo, y el ataque sostenido de frío externo debilitará el Yang de los órganos.

Características: Desciende y bloquea, creando estasis tanto de Qi como de Xue. Se dice que «solidifica». Como decíamos anteriormente, es fijo, inmóvil y está muy localizado.

Sequedad:

Qi de Otoño / del Metal. Es Yang. Sequedad y calor siempre van unidos, este concepto debemos tenerlo siempre claro, pues en ocasiones la sequedad es una consecuencia del calor. Se detecta a nivel de Xu de líquidos orgánicos, dando piel seca, labios agrietados, estreñimiento con heces secas y duras, tos seca. Cuando las sustancias Yin del cuerpo están seriamente dañadas (como ocurre en un estado final de una enfermedad febril) aparecen síntomas similares. Ataca sobre todo al pulmón y al Qi defensivo. Penetra principalmente por boca y nariz y ataca a los pulmones generando tos seca, esputos viscosos, expectoración difícil y sanguinolenta, respiración corta y dolor torácico.

Características: Daña al líquido orgánico: Lo consume cuando hay Xu Yin dando manifestaciones como sequedad de boca, nariz y garganta, sed, piel seca, pelos y cabellos secos, orina poco abundante, heces claras o estreñimiento. Ataca preferentemente a Pulmón: el pulmón prefiere la humedad, la sequedad produce una disfunción en la ventilación y genera los síntomas antes descritos. Si hay calor la lengua será roja, si existe Xu Yin de pulmón se podrá observar en la zona de pulmón la existencia de grietas; si hay puntos rojos indica calor en el pecho, pero si estos puntos vienen de la zona del hígado el calor está en el hígado, y si están en la punta indicarán que está en el corazón.

Humedad:

Qi de Final de Verano / elemento Tierra. Yin. Lenta, calmosa y estanca. Tarda tiempo en curarse, es la más difícil de erradicar. Si está en el exterior el paciente está nervioso, se nota como enjaulado, extremidades pesadas, cabeza hinchada. Invade meridianos y articulaciones, el movimiento se dificulta, entumecimiento, parálisis y si hay dolor este es fijo, como el del frío, pero no es tan punzante, en el caso de la humedad la manifestación más descriptiva podría ser la de pesadez. Hinchazones y edemas. Suele afectar al Bazo en la función de transporte y trasformación, dando lugar a la humedad interna. Ocasiona pesadez, viscosidad, desciende, penetra. Tiende a obstruir el mecanismo del Qi y destruir el Yang Qi. Afecta a las estructuras Yin.

Características: Carácter pesado y viscoso: Perturba la energía defensiva y nutritiva impidiendo el ascenso de la energía Yang pura. Síntomas de pesadez: Cabeza y cuerpo. Síntomas de viscosidad: Heces pastosas, tenesmo, orinas turbias, ganas de ir a defecar sin conseguirlo, pérdidas blancas en exceso. Energía perversa Yin: Perturba el Qi Ji o movimientos de subida, descenso, entrada y salida. Opresiones, micciones y defecaciones difíciles.

Con todo lo anterior, se puede observar por qué las personas que sufren de enfermedades reumáticas cuando hay humedad en el ambiente empeoran, pues al padecer de humedad en las articulaciones y meridianos, cuando en el exterior hay humedad los síntomas se tornan más intensos y molestos.

Capítulo 12. Las cuatro capas

Vamos a explicar en este capítulo una teoría que utiliza la medicina china para poder entender el proceso morboso causado por las infecciones, esta teoría está compuesta por cuatro capas:

1. Capa WEI.

2. Capa QI.

3. Capa YIN.

4. Capa XUE.

Cuatro capas.

Podemos decir que existen cuatro capas que harán de filtro para que estas energías climáticas se introduzcan en nuestro cuerpo de forma armónica. Estas energías penetran en el cuerpo siguiendo un camino específico que la medicina china ha clasificado en capas: Wei, Qi, Jing y Xue. Estos niveles actúan como filtros digestivos que acomodarán esas energías externas dentro de nuestro cuerpo metabolizándolas correctamente y adaptándolas a nuestra fisionomía interna.

La visión teórica de esta mirada terapéutica es simple: los factores patógenos atacan al organismo cuando no se pueden digerir, atravesando estas cuatro capas y afectándolas. Así, la enfermedad va profundizando cada vez más desde la superficie al interior (aunque puede pasar que el factor patógeno ataque directamente una capa saltándose la anterior). Sabemos que las cuatro capas son las sustancias que ejercen las funciones de calentar, nutrir y defender a nuestro organismo. Las teorías chinas indican que estas cuatro capas pueden ser atacadas por los factores patógenos, y la gravedad vendrá determinada por la penetración de esta, además de la lucha interna que se dé en ella. Si bien es verdad que la teoría de las cuatro capas sirve para estudiar el proceso patológico del avance o retroceso de la fiebre, si lo observamos desde otro punto de vista, nos están hablando d ellos procesos infecciosos.

La primera capa. Capa WEI.

Muchos autores la relacionan con el *aura*, una especie de protección externa, como si de una membrana extracorporal se tratara. Halo energético humano (C.Nogueira)[48]. En inmunología sabemos que son las primeras defensas naturales, es decir, nuestras barreras externas, piel y mucosas.

El Wei Qi, por lo tanto, es nuestra primera defensa. Los factores patógenos atacan por aquí al cuerpo a través de boca, nariz, piel y músculos, entrando después en los pulmones. Tenemos que saber que por lo general la afectación de esta primera capa es leve, pero, y aquí está lo verdaderamente importante, si el calor ataca al pulmón y este congénitamente está predispuesto a enfermar, puede darse una patología que solo la medicina china contempla los: *Síndromes Wei*. En el CoV-19 estamos viendo como el factor climático invade otras capas. Sobre esta ruta (síndromes Wei) hablaremos más adelante, en la siguiente capa. Adelantar que es un proceso en el cual se implican muchos más mecanismos moleculares, pues los signos que engloba este síndrome son muy serios y se merecen un apartado específico. Aquí muy posiblemente estamos hablando de autoinmunidad.

El Wei comanda la barrera externa o *Barrera natural*: Está constituida por la piel, la conjuntiva de los ojos y las membranas mucosas que tapizan los tractos respiratorios, así como el aparato digestivo y el genitourinario. Para que se produzca una infección, los microorganismos deben atravesar esta barrera.

La Piel: Está lubricada y humidificada por la secreción de glándulas sudoríparas y sebáceas. Estas secreciones contienen ácidos grasos que inhiben el *crecimiento bacteriano*. En Medicina China se dice que el Pulmón controla la defensa externa del WeiQi a través de un fenómeno conocido como termorregulación, es decir, apertura y cierre de los poros. La piel, las glándulas sudoríparas y el vello son lo mismo para la tradición y forman el exterior del cuerpo. Defienden el cuerpo a través del sudor, que ahora sabemos gracias a la microbiología que contiene sustancias antimicrobianas, y regula la temperatura a través de la apertura y cierre de los poros, (los poros según la tradición son llamados las Puertas del Qi). Además, sabemos que la piel también respira. Todo esto nos lleva a la siguiente y lógica deducción: el Qi del pulmón deberá estar en buenas condiciones para que las defensas o barreras naturales estén en correcto funcionamiento.

«Entre los cinco dominios, el pulmón domina la piel»; «El pulmón se coordina en la piel, y su esplendor se refleja en el vello»; «El pulmón, su quintaesencia, se refleja en el vello», «El pulmón reúne todos los vasos y distribuye el Qi esencial a la piel y al vello»[49]. Las Cuestiones Sencillas.

«Taiyin se refiere a pulmón, por el cual circula el Qi y calienta piel y vello»[50]. Clásico de las Dificultades.

«Si el Qi del meridiano Taiyin de la mano se agota, la piel y el vello se marchitarán»[51]. El pivote milagroso.

Esta formidable barrera solo se ve rota en caso de quemadura, corte o herida. Como veremos, los microorganismos que atraviesan la piel encuentran por debajo de ella otras poderosas defensas, pero hay que saber que estas defensas no funcionan adecuadamente cuando existe laceración o abrasión de los tejidos. Este tipo de injuria interfiere con la circulación vascular y linfática local y los procesos serán más complejos, aquí entra la inflamación, que se escapa a este control de pulmón.

Membranas mucosas: Boca, faringe, esófago y tracto urinario están constituidos por varias capas de epitelio; en tanto las mucosas respiratorias inferiores, tracto gastrointestinal y tracto urinario superior presentan una delgada capa de células epiteliales. Muchas membranas están protegidas por moco con una función protectora.

Moco: Atrapa las partículas y les impide que se acerquen a las membranas mucosas. Como es hidrófilo puede ser atrapado por enzimas antimicrobianas como la *lisozima* y la *peroxidasa*. Lisozima: Está presente en casi todas las secreciones y en la sangre. Actúa descomponiendo la mureína de la pared bacteriana y la quitina de los hongos.

Es por este motivo que mantener el SI en buenas condiciones es sinónimo de tener un buen Qi de Pulmón, para que este genere un buen Wei Qi.

Resumen:

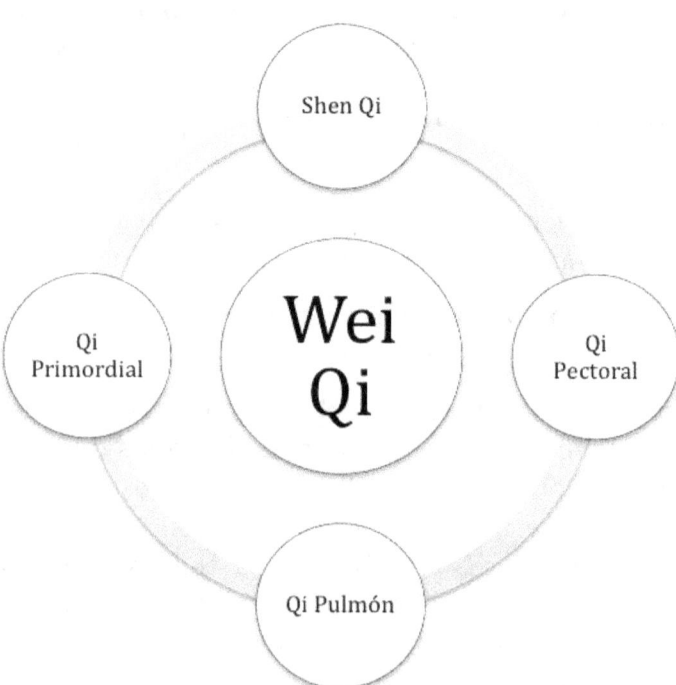

El Qi Pectoral es un factor importante para un buen funcionamiento de las defensas, por ello, cuando hablamos del ciclo Sheng, debemos recordar el Zang que está por encima del pulmón, en este caso el bazo. La Tierra nutre al Metal. La nutrición es primordial para un buen Qi en todos los sentidos. Con referencia al Qi primordial, lo único que podemos hacer es conservarlo, que no es poco. Y por último, en esta triada necesaria para unas buenas defensas, está el Shen Qi, entendido aquí como las relaciones inter y extra personales que son las causantes de estrés, que como vimos afectara directa e indirectamente al SI.

Juan Pablo Moltó Ripoll

Capítulo 13. LiQi

Las Pandemias:

  Li Qi es una energía perversa patógena específica de fuerte contagio y de carácter epidémico. En la bibliografía de la MTCH no encontramos muchos datos referentes a estos factores, todo lo contrario, a lo que pasa en la medicina occidental. Por lo general, las enfermedades causadas por los Li Qi empiezan en la superficie, siendo casi siempre los meridianos tendino-musculares los más implicados. Aquí se engloban todas las enfermedades pandémicas.

A continuación, voy a citar los que para mí son los más importantes, sin embargo, debemos tener en cuenta que existen muchos más. Mi objetivo en este tratado es nombrar algunos, en próximos trabajos los desarrollaremos más profundamente junto sus tratamientos. La pauta general de los Li Qi es que son calor en Xue. Es el síndrome más peligroso, pues suelen ser muchas veces mortales.

Peste Negra[52].

La Peste Negra o muerte negra se refiere a la pandemia que afectó a Europa en el siglo XIV y que alcanzó un punto máximo entre 1347 y 1353.Se estima que fue causa de la muerte de 25 millones de personas (aproximadamente un tercio de la población del continente en aquel entonces). Existen varias teorías sobre el origen de la plaga: la más aceptada por la comunidad científica explica que fue un brote causado por una variante de la bacteria Yersinia pestis. Sin embargo, se cuestiona lo anterior por carecer de evidencia médica e histórica. Es común que la palabra «peste» se utilice como sinónimo de «muerte negra», aun cuando aquella deriva del latín pestis, es decir, enfermedad o epidemia, y no del agente patógeno.

Juan Pablo Moltó Ripoll

SIDA (Síndrome de inmunodeficiencia adquirida).

Es una enfermedad que afecta a las personas que han sido infectadas por el virus de la inmunodeficiencia humana (VIH).
Se dice que alguien padece de sida cuando su organismo, debido a la inmunodeficiencia provocada por el VIH, no es capaz de ofrecer una respuesta inmune adecuada contra las infecciones. El sida consiste en la incapacidad del sistema inmunitario para hacer frente a las infecciones y otros procesos patológicos, y se desarrolla cuando el nivel de Linfocitos T CD4 desciende por debajo de 200 células por mililitro de sangre.

Normalmente, los glóbulos blancos y anticuerpos atacan y destruyen a cualquier organismo extraño que entra al cuerpo humano. Esta respuesta es coordinada por un tipo de células llamados linfocitos CD4. Desafortunadamente, el VIH ataca específicamente a las células que expresan el receptor CD4, una de las más importantes son los linfocitos T CD4+ y entra en ellos. Una vez dentro, el virus transforma su material genético de cadena simple (ARN) a uno de cadena doble (ADN) para incorporarlo al material genético propio del huésped (persona infectada) y lo utiliza para replicarse o hacer copias de sí mismo. Cuando las nuevas copias del virus salen de las células a la sangre, buscan a otras células para atacar. Mientras, las células de donde salieron mueren. Este ciclo se repite una y otra vez.

En el trabajo que seguirá al presente, es decir, el tratado dedicado más a la clínica que a la teoría de la inmunología, hablaremos de este Li Qi que está estrechamente relacionado con nuestra preocupación. Naomi Rabinowitz, en su trabajo *Acupuntura y epidemia del Sida: Reflexiones en torno al tratamiento de 200 pacientes durante cuatro años*, usó los puntos 4H, 11H, 5Sj, 36E, 4Rm, 6Rm, 14Rm, con las siguientes conclusiones: Se ha visto que la acupuntura aumenta la circulación sanguínea y linfática, la cantidad de células blancas de la sangre, el nivel de fagocitosis, la capacidad bacteriana de los leucocitos, la producción en la sangre de anticuerpos y opsoninas. La acupuntura activa los sistemas retículo-endotelial, del complemento y normaliza la respuesta ante la fiebre. Así pues, parece que la acupuntura sería muy útil en el tratamiento del Sida.

Viruela.

Era una enfermedad infecciosa grave, contagiosa, causada por el Variola virus, que en algunos casos podía causar la muerte. No hubo nunca tratamiento especial para la viruela y la única forma de prevención era la vacunación. El nombre *viruela* proviene del latín variŭs (variado, variopinto), y se refiere a los abultamientos que aparecen en la cara y en el cuerpo de una persona infectada. Según la OMS, la viruela, junto con la peste bovina, son las únicas enfermedades que han sido totalmente erradicadas de la naturaleza por el ser humano.

Gripe Española.

La gripe española (también conocida como la gran pandemia de gripe, la epidemia de gripe de 1918 o la Gran Gripe) fue una pandemia de gripe de inusitada gravedad, causado por un brote de Influenza virus A del subtipo H1N1. Se cree que ha sido una de las pandemias más letales en la historia de la humanidad, a causa de la cual murieron entre 50 y 100 millones de personas en todo el mundo entre 1918 y 1920. Esta cifra de muertos, que incluía una alta mortalidad infantil, se considera uno de los ejemplos de crisis de mortalidad. A diferencia de otras epidemias de gripe —que afectan básicamente a niños y ancianos—, muchas de sus víctimas fueron jóvenes y adultos saludables, y animales, entre ellos perros y gatos.

Cólera.

El cólera es una enfermedad aguda, diarreica, provocada por la bacteria Vibrio cholerae, la cual se manifiesta como una infección intestinal. La infección generalmente es benigna o asintomática, pero, a veces, puede ser grave. Aproximadamente una de cada 20 personas infectadas puede tener la enfermedad en estado grave, caracterizada por diarrea acuosa profusa, vómitos y entumecimiento de las piernas. En estas personas, la pérdida rápida de líquidos corporales lleva a la deshidratación y a la postración. Sin tratamiento adecuado, puede ocurrir la muerte en cuestión de algunas horas.

Influenza A-H1N1.

Gripe provocada por la nueva cepa del virus H1N1 y con cientos de casos mortales en total a nivel mundial. Haciendo un seguimiento diario de los últimos datos publicados por la OMS, el número de pacientes declarados se dobla cada día en distintos países.

Dengue.

El dengue es una enfermedad infecciosa causada por el virus dek dengue, del género flavovirus o *estegomia calopus* que es transmitida por mosquitos, principalmente por el mosquito Aedes aegypti. La infección causa síntomas gripales (síndrome gripal), y en ocasiones evoluciona hasta convertirse en un cuadro potencialmente mortal, llamado *dengue grave* o *dengue hemorrágico*[53].

Peste Bubónica.

Es la peste más común. Esto ocurre cuando una pulga de una rata infectada por el bacilo, pica a una persona, o cuando esta se infecta con materiales o alimentos contaminados que entran por algún corte en la piel, o al ser ingeridos. Cualquier animal o insecto que vive y se reproduce en cloacas, como por ejemplo las cucarachas y las ratas, son una vía fácil para una contaminación y posterior infección. A los pacientes se le hinchan y duelen los ganglios (llamados bubones), tienen fiebre, mareos, sabores metálicos, dolor de cabeza, escalofríos y se sienten débiles. Los restos más antiguos de la misma se han hallado en la ciudad de los obreros de Tel El-Amarna (Egipto), encima de pulgas humanas.

Poliomielitis.

Es una enfermedad contagiosa, también llamada parálisis infantil, afecta principalmente al sistema nervioso. La enfermedad la produce el virus poliovirus. Se llama infantil porque las personas que contraen la enfermedad son especialmente niños de entre cinco y diez años.

Juan Pablo Moltó Ripoll

Bibliografía

[1] Brenner, D. J., N. R. Krieg, J. T. Staley y G. M. Garrity (2005), Bergey's Manual of Systematic Bacteriology, vol. 2, Nueva York, Springer Verlag. Madigan, M. T., J. M. Martinko y J. Parker (2009), Brock. Biología de los microorganismos, 12.ª ed., Madrid, Pearson Prentice Hall. Seeley, H. W., P. J. Vandermark y J. L. Lee (1991), Microbes in Action. A Laboratory Manual of Microbiology, 4.ª ed., Nueva York, W. H. Freeman.

[2] W.Reich (1938) Die Bione

[3] Juan Pablo Moltó (2020) Acupuntura y epigenética. Ediciones PNA.

[4] Arshan, Nasir; Caetano-Anollés, Gustavo (25 de septiembre de 2015). «A phylogenomic data-driven exploration of viral origins and evolution». *Science Advances* 1 (8): e150052

[5] Sussman, pp. 11–12

[6] Emerman M, Malik HS (February 2010). «Paleovirology—modern consequences of ancient viruses». En Virgin, Skip W., ed. *PLoS Biology*8 (2): e1000301

[7] Mart Krupovic, Valerian V. Dolja, Eugene V. Koonin (2020). The LUCA and its complex virome. Nature.

[8] Krupovic, M; Dolja, VV; Koonin, EV (2019). «Origin of viruses: primordial replicators recruiting capsids from hosts.». *Nature Reviews Microbiology* 17 (7): 449-458

[9] Eugene Koonin, Valerian V Doljja (2014). Virus World as an Evolutionary Network of Viruses and Capsidless Selfish Elements. Microbiology and Molecular Biology Reviews.

[10] Woese, Carl(Jan 1968).*The Genetic Code*. Harper & Row.

[11] Gilbert, Walter (Feb 1986). «The RNA World».*Nature (Journal*

[12] Diener, Theodor Otto (1989). «Circular RNAs: relics of precelular evolution?». *PNAS* 86 (23): 9370-9374.

[13] Diener, Theodore Otto (2016). «Viroids: "living fosils" of primordial RNAs?». *Biology Direct* 11 (15).

[14] Cann, A. J. (2001). Principles of Molecular Virology (3a. ed.). Londres, Leicester: Academic Press.

[15] Theodor O. Diener 1971, Potato spindle tuber "virus": IV. A replicating, low molecular weight RNA. Virology Volume 45, Issue 2, August 1971, Pages 411-428

[16] Symons RH (1991). «The intriguing viroids and virusoids: what is their information content and how did they evolve?». *Mol. Plant Microbe Interact.* 4 (2): 111-21. PMID 1932808. doi:10.1094/MPMI-4-111.

[17] Flores, R., Hernández, C., Martinez de Alba, E., Daròs, J. A., & Di Serio, F. (2005). Viroids and Viroid-Host Interactions. Annual Review of Phytopathology, 43, 117-139.

[18] Merriam-Webster, Inc, 2011.

[19] Pérez, Brock ; Michael T. Madigan, John M. Martinko, Jack Parker ; traducción, Mariano Gacto Fernández ... [et al.] ; revisión técnica, Carmina Rodríguez

Fernández, Miguel Sánchez (2003). *Biología de los microorganismos* (10a. ed. edición). Madrid: Pearson Pretince Hall

[20] Mabel NY. (1990). "Acupunture, NK cell activity and inmunoblublin levels" 2º Congreso Mund de Acu y Mx en Paris. 101.

[21] Cheng Hanping. Study of the acupunctre and moxibustion immunological effects and its mechanisms.2º congreso mundial de acupuntura y de moxibustion, París 1990, 98.(ing).

[22] Kim CK. Choi GS et al. (2005). "E-A up-regulates NK cell activity indetification of genes altering their expressions in E-A induced up-regulation of natural NK activity". Journal of Neuroimmunology 168:144-153.

[23] Conforti M (1985). "Acupuncture et defenses inmunitaires". Lyon Metd. Med. 21(15) 10153-5

[24] Qiu X.Chen K. Tong L. Shu x. Lu X. Wen H. Deng C. (2004). Effects of mx at 8VC on serum IL-2 level and NK cell activities in mice with transplanted tumor". J. Trdit Chin Med: 24(1):56-8.

[25] Stites D.O. Abba I. T,Parslow T.G. "Inmunología Básica y clínica" 9 edición. El mundo Moderno. México.

[26] Wu B. Zhou RX. Zhou MS. Chung Kuo Chung His I. (1995). "Effect of acupuncture on Interleukin 2 level and NK cell immunoactivity of peripheral blood of malignant tumor patients." 14(9)p.537-9

[27] Kim CK. Citado anteriormente, mismo apartado.

[28] Choi GF. Et al. (2002)." Modulation of NK cell activity affected by E-A through lateral hypothalamic area in rats". Neurosci.Lett.2002:329:1-4

[29] Ding V. Roath, Lewith GT. (1983). "The effects of acupuncture on lymphocyte behavior". Am,J of Acu Vol 22. Nº1.

[30] Min S.Y. (1983). "Effects of electric acupunture and moxigustion on phagocytic activity of the retículo-endotherial system of mice". AM J. of acup 11(3), 237-42 (Referenciado anteriormente el mismo trabajo).

[31] Caiyi Z. Zhongping C. Xiangming S. Yinmei J. (1980). "Preliminary studies on the effect the moxibustion on the phagocytic activity on the mononuclear phagocytes in mice". Adv. Acup and acup.anesth. P.512.

[32] Cui Meng. (1993)." Estado actual de las investigaciones en el extrangero sobre los efectos de la acupuntura y moxibustión sobre las funciones inmunológicas". Rev deMed Trad China, 3.2 (32-38).

[33] Shanghai College of Traditional Medicine. The effects of acupuneture and moxibustion on the phagocytic function of the reticulo -endothelium in rabbits. Shanghai Journal of Traditional Medicine, 4, 1965.

[34] Zhongjing Medical School. Some materials on the effects ofacupuncture on the organisrn's

resistance reactions. Dalian Medical School. Discussion of the effect of acupuncture on the activities of

the inner organs and the mechanism of its function. Materials from the National Conference to

Exchange Experiencies Related to Traditional Western Medical Work, 1961.
[35] E Reyes Martín, J Monserrat Sanz, E San Antonio Sánchez, A Prieto Martín. Conexiones entre la inmunidad natural y las respuestas inmunes adquiridas. *Medicine*. Volumen 08 - Número 26
[36] Universidad de Córdoba - Procesamiento de antígenos
[37] Chu YM, Affronti, LF. (1975). "Preliminary observations on the effects of acupunture on immuno reponses in sensitized rabbits and guinea pigs".Am. J.of Chin Med. 3(2):151-163.
[38] Guangxi Medical School. Research concerning the effects of acupuncture on the funetions of the reticulo-endothelium and its related mechanism. Citado en: Dalian Medical School. Discussion of the effect of acupuncture on the activities of the inner organs and the mechanism of its function. Materials from the National Conference to Exchange Experiencies Related to Traditional WesternMedical Work, 1961.
[39] Gema López Albendea. ¿Qué es la tormenta de citoquinas que se asocia al coronavirus?. https://cuidateplus.marca.com/medicamentos/2020/09/15/-tormenta-citoquinas-asocia-coronavirus-174845.html
[40] Miembros del grupo experto: Xiaochun Yu, Wu Huanyu, Gao Shuzhong, Wang Linpeng, Fang Jianqiao, Yu Shuguang, Liang Fanrong, Ji Laixi, Jing Xianghong, Zhou Zhongyu, Ma Jun, Chang Xiaorong, Zhang Wei, Yang Jun, Chen Rixin, Zhao Jiping, Zhao Hong, Zhao Baixiao, Wang Fuchun, Liang Fengxia, Li Xiaodong, Yang Yi, Liu Weihong y Wen Biling
[41] José Alcamí P. E. López-Collazo. (2020) Coronavirus. Oberón
[42] Max Tetau. (1988)." Nuevos aspectos clínicos de la organoterapia diluida y dinamizada". Dolisos
[43] Negroni. (2009)." Microbiología Estomatológica. Fundamentos y guía práctica", ediciones Paramericana.
[44] **Kamradt T, Mitchison NA.** (2001)." Tolerance and autoimmunity". N Engl J Med. 344: 655
[45] Moltó Ripoll. JP. (2005)."Fundamentos clásicos y contemporáneos de la Medicina China" editorial Dilema.
[46] Juan Pablo Moltó (2018) Inmunología y PNA. Editorial PNA.
[47] Jason Elias, Katherine K. (1999), "Chinese Medicine for Maximun inmunity". Three rivers press
[48] A.Carlos Nogueira. (2003). "El sida". Ediciones CEMETC.SL.
[49] Clásico sobre las Cuestiones sencillas. Su wen. Literatura clásica y esencial MC.
[50] Clásico de las dificultades: Vigésimo cuarta cuestión.
[51] Clásico del Pivote Milagroso: Sobre meridianos.
[52] http://listas.20minutos.es/lista/epidemias-las-peores-epidemias-o-pandemias-que-ha-experimentado-la-humanidad-328858/
[53] «Chapter 4, Prevention of Specific Infectious Diseases». CDC Traveler's Health: Yellow Book. Consultado el 20-05-2007

Juan Pablo Moltó Ripoll

AUTOR

El Profesor J.P Moltó es hoy en día uno de los mayores exponentes de la Acupuntura Científica. Dirige el laboratorio de PNIE y Neurociencias aplicado a la Acupuntura Científica. Cocentaina. (Alicante) España. Es fundador de la disciplina PsicoNeuroAcupuntura. Gran divulgador a nivel internacional de sus teorías en diferentes Universidades. Escritor de más de una docena de libros científicos, así como artículos y ponencias en los mejores eventos internacionales.

El instituto español de Acupuntura científica y psiconeuroacupuntura le da la bienvenida y agradece su interés por nuestras actividades, le informamos que puede visitar nuestras redes en:

www.psiconeuroacupuntura.com
Facebook **https://www.facebook.com/groups/1984888888403706/**
Wapp - +34 607861099

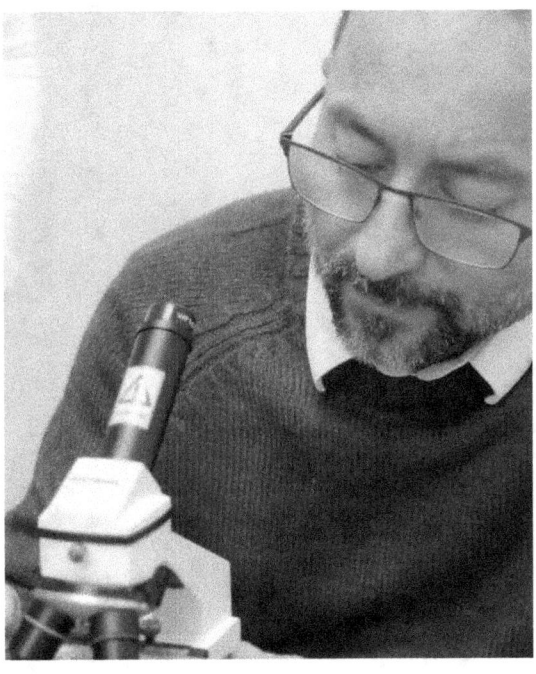

Juan Pablo Moltó Ripoll

LIBROS DEL AUTOR

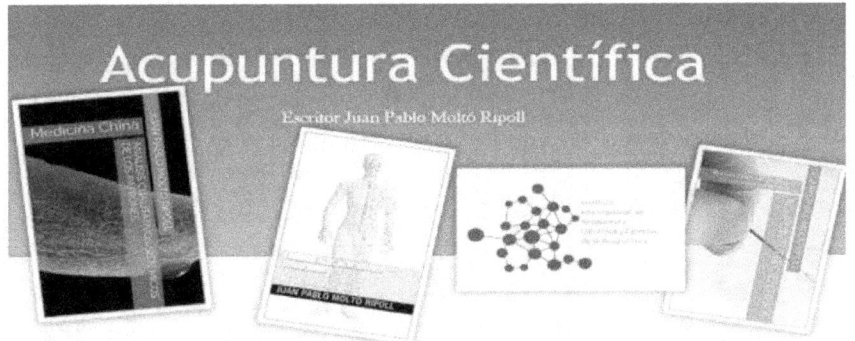

La Colección más actual sobre Acupuntura Científica.

A Continuación, voy a presentarles toda mi obra científica hasta el día de la fecha.

AÑO 2020

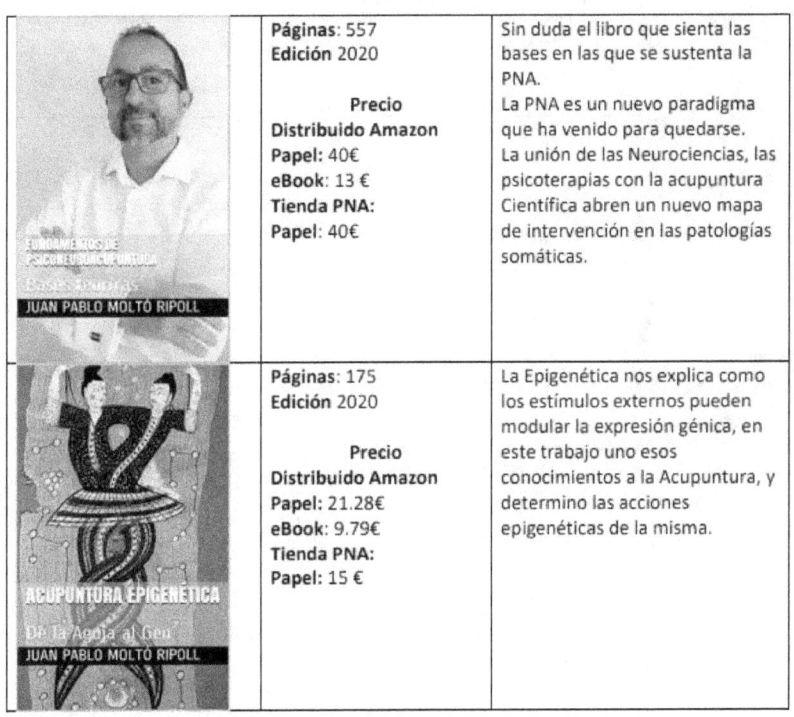

	Páginas: 557 **Edición** 2020 **Precio** **Distribuido Amazon** Papel: 40€ eBook: 13 € **Tienda PNA:** Papel: 40€	Sin duda el libro que sienta las bases en las que se sustenta la PNA. La PNA es un nuevo paradigma que ha venido para quedarse. La unión de las Neurociencias, las psicoterapias con la acupuntura Científica abren un nuevo mapa de intervención en las patologías somáticas.
	Páginas: 175 **Edición** 2020 **Precio** **Distribuido Amazon** Papel: 21.28€ eBook: 9.79€ **Tienda PNA:** Papel: 15 €	La Epigenética nos explica como los estímulos externos pueden modular la expresión génica, en este trabajo uno esos conocimientos a la Acupuntura, y determino las acciones epigenéticas de la misma.

Juan Pablo Moltó Ripoll

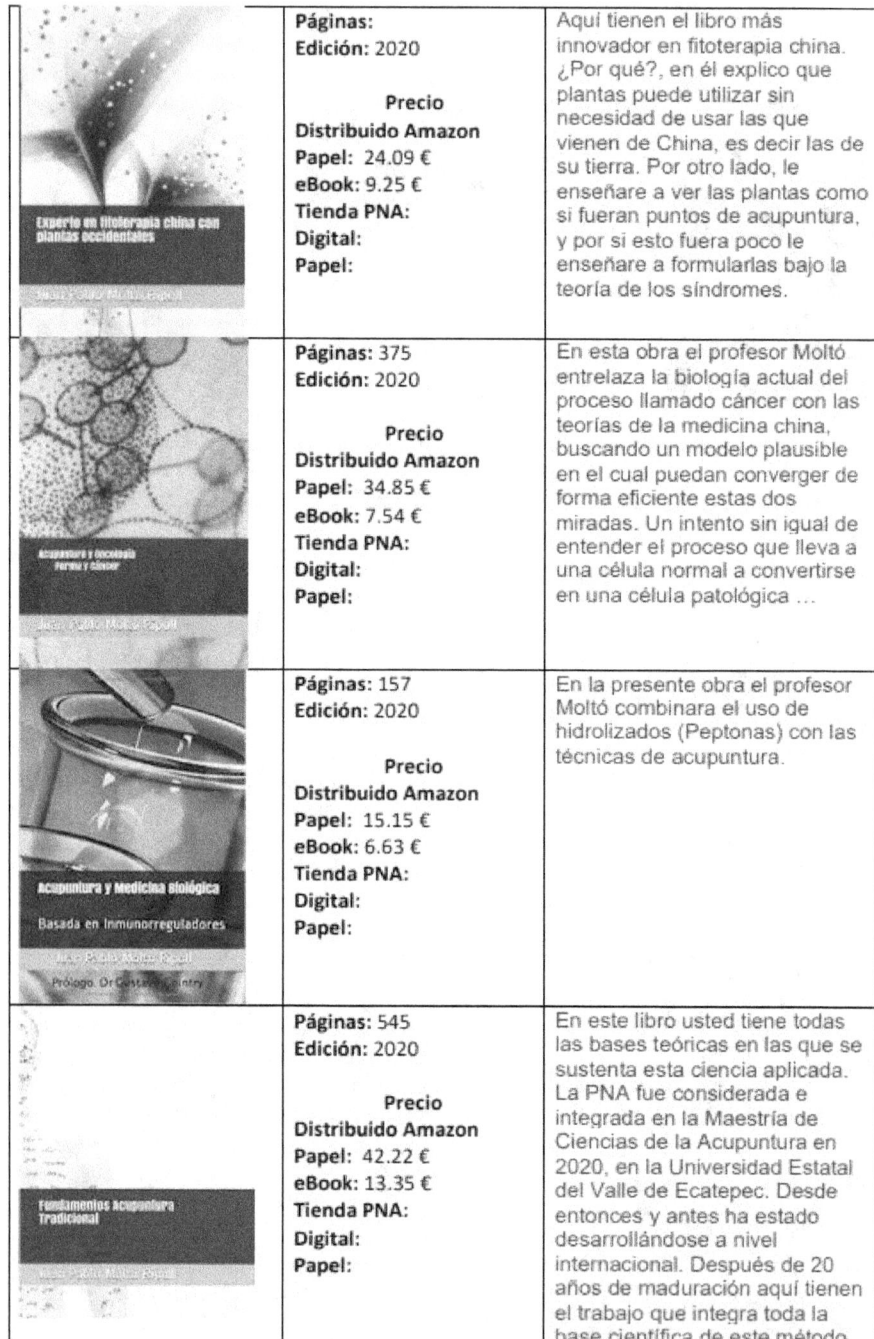

	Páginas: Edición: 2020 **Precio** **Distribuido Amazon** Papel: 24.09 € eBook: 9.25 € **Tienda PNA:** Digital: Papel:	Aquí tienen el libro más innovador en fitoterapia china. ¿Por qué?, en él explico que plantas puede utilizar sin necesidad de usar las que vienen de China, es decir las de su tierra. Por otro lado, le enseñare a ver las plantas como si fueran puntos de acupuntura, y por si esto fuera poco le enseñare a formularlas bajo la teoría de los síndromes.
	Páginas: 375 Edición: 2020 **Precio** **Distribuido Amazon** Papel: 34.85 € eBook: 7.54 € **Tienda PNA:** Digital: Papel:	En esta obra el profesor Moltó entrelaza la biología actual del proceso llamado cáncer con las teorías de la medicina china, buscando un modelo plausible en el cual puedan converger de forma eficiente estas dos miradas. Un intento sin igual de entender el proceso que lleva a una célula normal a convertirse en una célula patológica ...
	Páginas: 157 Edición: 2020 **Precio** **Distribuido Amazon** Papel: 15.15 € eBook: 6.63 € **Tienda PNA:** Digital: Papel:	En la presente obra el profesor Moltó combinara el uso de hidrolizados (Peptonas) con las técnicas de acupuntura.
	Páginas: 545 Edición: 2020 **Precio** **Distribuido Amazon** Papel: 42.22 € eBook: 13.35 € **Tienda PNA:** Digital: Papel:	En este libro usted tiene todas las bases teóricas en las que se sustenta esta ciencia aplicada. La PNA fue considerada e integrada en la Maestría de Ciencias de la Acupuntura en 2020, en la Universidad Estatal del Valle de Ecatepec. Desde entonces y antes ha estado desarrollándose a nivel internacional. Después de 20 años de maduración aquí tienen el trabajo que integra toda la base científica de este método

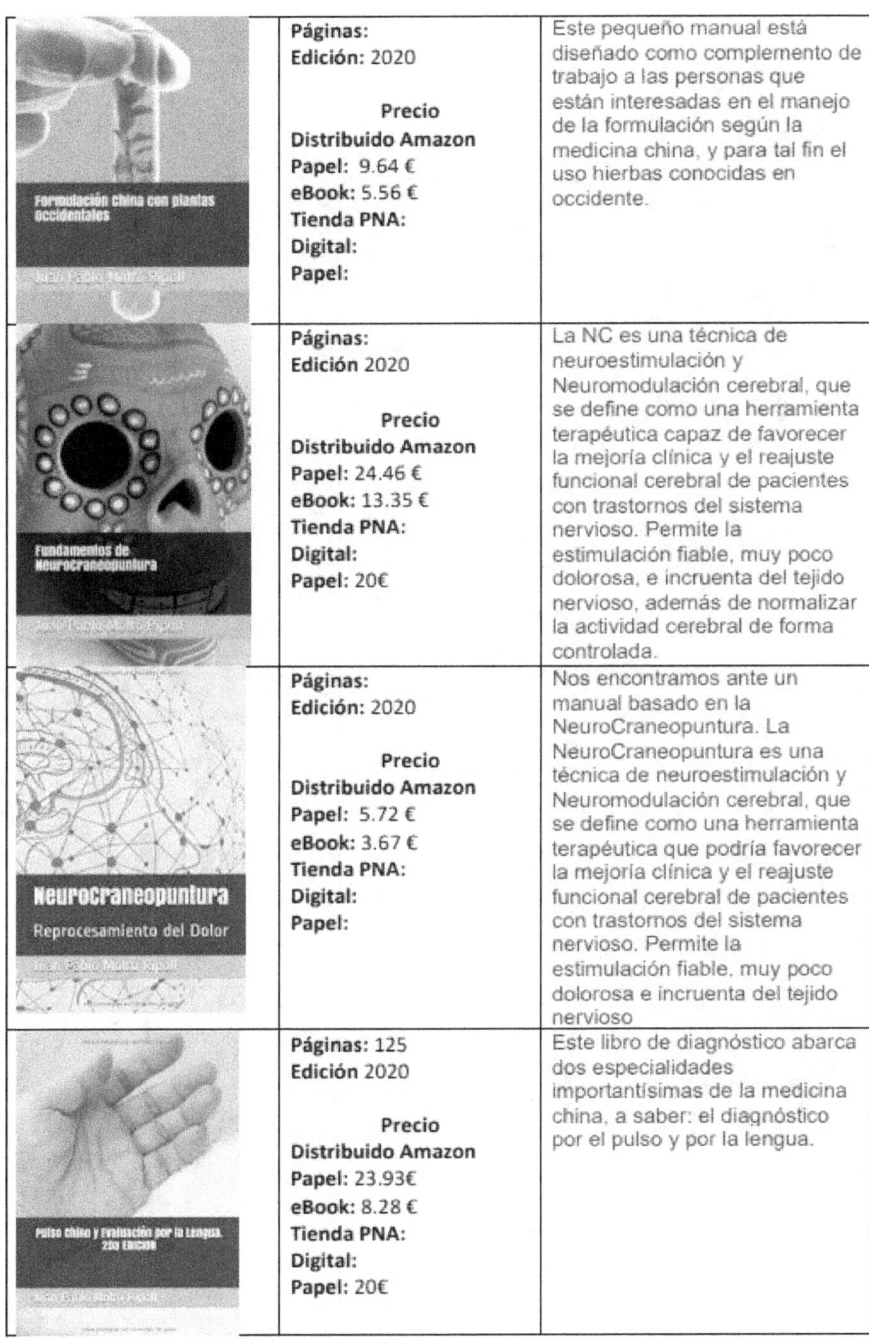

Juan Pablo Moltó Ripoll

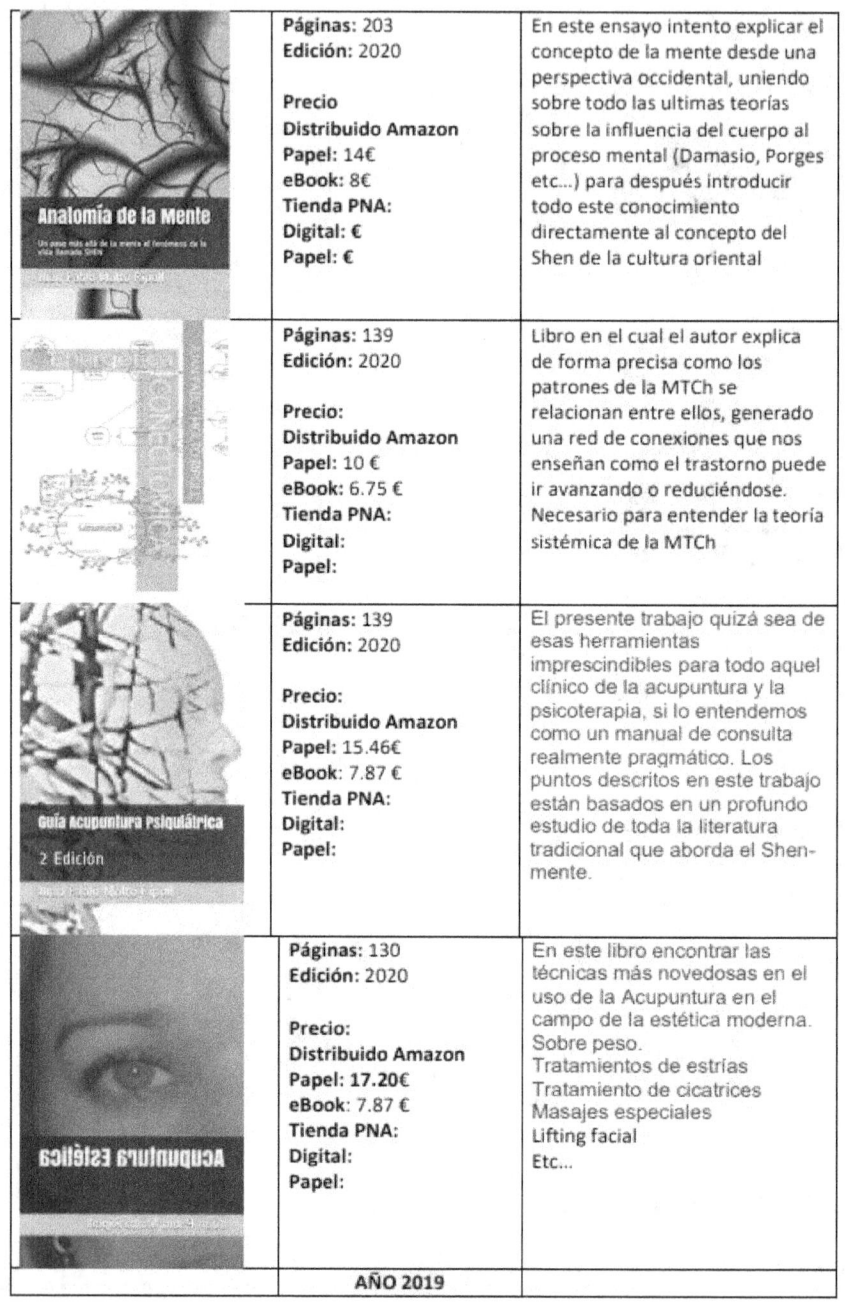

	Páginas: 203 Edición: 2020 Precio Distribuido Amazon Papel: 14€ eBook: 8€ Tienda PNA: Digital: € Papel: €	En este ensayo intento explicar el concepto de la mente desde una perspectiva occidental, uniendo sobre todo las ultimas teorías sobre la influencia del cuerpo al proceso mental (Damasio, Porges etc...) para después introducir todo este conocimiento directamente al concepto del Shen de la cultura oriental
	Páginas: 139 Edición: 2020 Precio: Distribuido Amazon Papel: 10 € eBook: 6.75 € Tienda PNA: Digital: Papel:	Libro en el cual el autor explica de forma precisa como los patrones de la MTCh se relacionan entre ellos, generado una red de conexiones que nos enseñan como el trastorno puede ir avanzando o reduciéndose. Necesario para entender la teoría sistémica de la MTCh
	Páginas: 139 Edición: 2020 Precio: Distribuido Amazon Papel: 15.46€ eBook: 7.87 € Tienda PNA: Digital: Papel:	El presente trabajo quizá sea de esas herramientas imprescindibles para todo aquel clínico de la acupuntura y la psicoterapia, si lo entendemos como un manual de consulta realmente pragmático. Los puntos descritos en este trabajo están basados en un profundo estudio de toda la literatura tradicional que aborda el Shen-mente.
	Páginas: 130 Edición: 2020 Precio: Distribuido Amazon Papel: 17.20€ eBook: 7.87 € Tienda PNA: Digital: Papel:	En este libro encontrar las técnicas más novedosas en el uso de la Acupuntura en el campo de la estética moderna. Sobre peso. Tratamientos de estrías Tratamiento de cicatrices Masajes especiales Lifting facial Etc...
	AÑO 2019	

	Páginas: 205 **Edición** 2019 **Precio** **Distribuido Amazon** Papel: 39€ eBook: 10 € **Tienda PNA:** Digital: *Libro en color*	Obra que sin duda le llevara a identificar cada patrón de la Medicina China en el análisis de una gota de sangre, a través de su coagulación.
	Páginas: 270 **Edición** 2019 **Precio** **Distribuido Amazon** Papel: 13.21€ eBook: 4.43 € **Tienda PNA:** Digital: Papel:	Manual en el cual el autor explica de forma sencilla la forma de desarrollar tres aproximaciones terapéuticas específicas para regular el organismo. Enseñara como aprender a desarrollar fórmula desde el conocimiento teórico.
	Páginas: 160 **Edición** 2019 **Precio** **Distribuido Amazon** Papel: 18€ eBook: 8€ **Tienda PNA:** Digital: € Papel: 15€	Explico como la Neuroinflamación afecta a la conducta y cómo la Acupuntura puede modularla, y así intervenir en la conducta.
	Páginas: 167 **Edición** 2019 Precio **Distribuido Amazon** Papel: 15€ eBook: 8€ **Tienda PNA:** Digital: € Papel: 10€	En este trabajo, expongo los diferentes acercamientos que existen para explicar los efectos de la acupuntura. A nivel: Molecular, PNIE, Neurológico. Etc...

Juan Pablo Moltó Ripoll

	Páginas: 172 **Edición** 2019 **Precio** **Distribuido Amazon** Papel: 13€ eBook: 8€ **Tienda PNA:** Digital: € Papel: 10€	En esta obra presento de forma ordenada todos los síndromes/patrones comunes en la Medicina Tradicional China, imprescindible para la práctica de la Acupuntura.
	AÑO 2018	
	Páginas: 553 **Edición**: 2018 **Precio** **Tienda PNA.** Papel: 30€ Digital: 12€ Editorial Letreame	La Psiconeuroinmunoendocrinología es el marco conceptual más cercano a la MTC, es por ello por lo que en este trabajo explico todas sus bases.
	AÑO 2015	
	Páginas: 270 **Edición** 2015 **Precio** **Distribuido Amazon** Papel: 31€ eBook: NO disponible **Tienda PNA:** Digital: 27€ Papel: 30€	Conocer como la inmunología se puede modular con acupuntura, es un paso decisivo en la resolución de muchas patologías actuales, por ejemplo, las autoinmunes o los procesos oncológicos entre otros.
	Páginas: 140 **Edición** 2015 **Precio** **Distribuido Amazon** Papel: 16.70€ eBook: NO disponible **Tienda PNA:** Digital: € Papel: €	En este libro se explican que puntos son los más utilizados en Psicología y Psiquiatría. Desde una mirada de la sistemática de la medicina China.
	AÑO 2012	

Medicina China y Virus

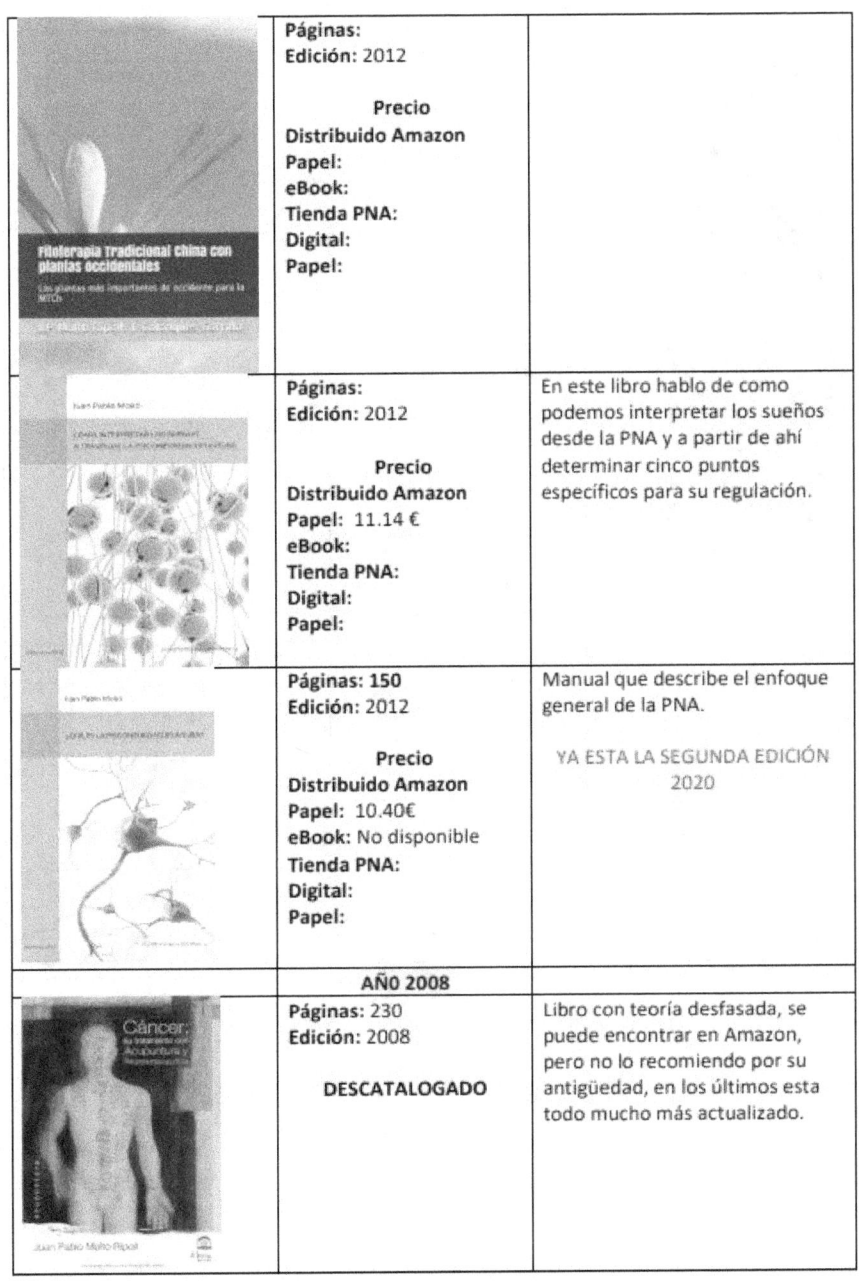

	Páginas: **Edición:** 2012 **Precio** **Distribuido Amazon** **Papel:** **eBook:** **Tienda PNA:** **Digital:** **Papel:**	
	Páginas: **Edición:** 2012 **Precio** **Distribuido Amazon** **Papel:** 11.14 € **eBook:** **Tienda PNA:** **Digital:** **Papel:**	En este libro hablo de como podemos interpretar los sueños desde la PNA y a partir de ahí determinar cinco puntos específicos para su regulación.
	Páginas: 150 **Edición:** 2012 **Precio** **Distribuido Amazon** **Papel:** 10.40€ **eBook:** No disponible **Tienda PNA:** **Digital:** **Papel:**	Manual que describe el enfoque general de la PNA. YA ESTA LA SEGUNDA EDICIÓN 2020
	AÑO 2008	
	Páginas: 230 **Edición:** 2008 **DESCATALOGADO**	Libro con teoría desfasada, se puede encontrar en Amazon, pero no lo recomiendo por su antigüedad, en los últimos esta todo mucho más actualizado.

Juan Pablo Moltó Ripoll

	Páginas: 230 Edición: 2008 DESCATALOGADO	Libro con teoría desfasada, se puede encontrar en Amazon, pero no lo recomiendo por su antigüedad, en los últimos esta todo mucho más actualizado.
	Páginas: 230 Edición: 2008 DESCATALOGADO	Libro con teoría desfasada, se puede encontrar en Amazon, pero no lo recomiendo por su antigüedad, en los últimos esta todo mucho más actualizado.
	AÑO 2005	
	Páginas: 150 Edición: 2005 DESCATALOGADO	Libro con teoría desfasada, se puede encontrar en Amazon, pero no lo recomiendo por su antigüedad, en los últimos esta todo mucho más actualizado.
28 libros escritos		

¿Cómo conseguir los ejemplares?

https://www.amazon.com/s?k=Juan+Pablo+Moltó&ref=nb_sb_noss_2

www.psiconeuroacupuntura.com

En estos dos enlaces tienen al acceso al material en:

AMAZON: Kindle (a un click) o Tapa blanda. Si lo quiere en papel en MAZON recuerde: seleccione el país suyo. Amazon.es - Amazon.mx etc...

En el www. psiconeuroacupuntura solo sirve en tapa blanda a España y Portugal en digital a todo el mundo.

INFO: WAPP +34 607861099 y de asesoramos.

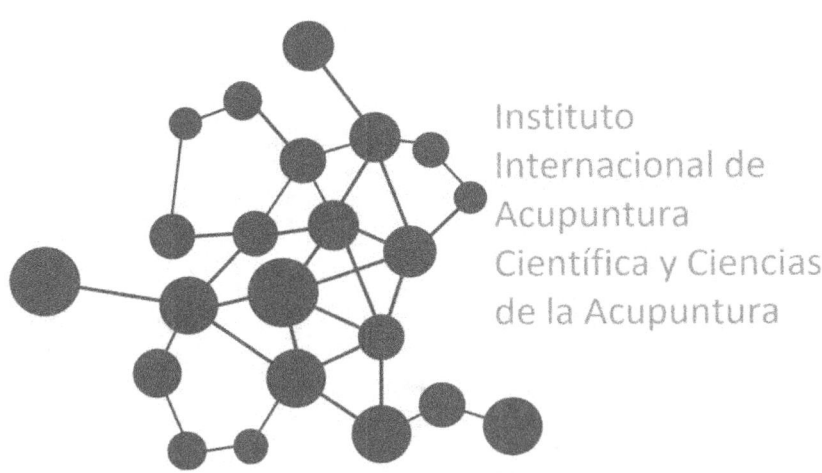

TERMINADO EN COCENTAINA 9 DE ENERO 2021
PLENA TERCERA OLA DE LA PANDEMIA
Cov-19

www.ingramcontent.com/pod-product-compliance
Lightning Source LLC
Chambersburg PA
CBHW060840220526
45466CB00003B/1176